AF751942

La méthode facile
pour arrêter de fumer du jour au lendemain

Éthique et pratique médicale

fondée par Richard Moreau
Collection dirigée par Roger Teyssou

La collection « Éthique et pratique médicale » est une tribune qui permet à tous les acteurs du monde de la santé, professionnels, enseignants, administrateurs, économistes et patients d'exposer leurs opinions, de décrire leur expérience et de proposer des solutions aux problèmes posés par une profession en pleine mutation, et ce en toute indépendance et en conformité avec la déontologie et les bonnes pratiques médicales.

Dernières parutions

Thibaut COUSSENS-BARRE, *La patrimonialisation des collections d'échantillons biologiques*, 2022.
Christian PIROLLI, *Passeur… Par maux et par mots de patients, la parole d'un médecin*, 2022.
Faouzia PERRIN, *L'État et la santé. Quelle finalité à la politique de santé ?*, 2022.
Michel PINGET et Arnaud BUBECK (dir.), *Regards croisés sur le diabète. La maladie chronique : une rupture dans le temps de la vie,* 2022.
Pierre-Luc L'HERMITE, *La preuve médicale au XXIe siècle*, 2022.
Bernard MARROT, *Politique d'organisation du système de santé en France,* 2022.
Patrice COUZIGOU, *Écologie interne et relation soignante, Médecine de la personne et de ses comportements*, 2022.
Julie LENOBLE-MARTIN, *Le droit d'accès aux soins des personnes sourdes en France*, 2021.
Alain GOLDCHER, *Bien vivre avec un « oignon ». Questions/réponses illustrées sur l'hallux valgus, le trouble statique le plus fréquent*, 2021.
Jeannot BAANITSE, *Soins palliatifs en RD Congo et en Afrique. Appel à la promotion et l'intégration,* 2021.
François MATH, *La recherche médicale française. Hier on la trouvait, aujourd'hui on la cherche,* 2021.
Jacques MORNAT, *Choix et médecine*, 2021.

Dr Pierre Mestoudjian

La méthode facile pour arrêter de fumer du jour au lendemain

Le nouvel antidote du tabac

L'Harmattan

Du même auteur

-*L'échographie pour tous. Apprentissage accéléré : de l'échoscopie à l'échographie d'expert*. Éditions Elsevier-Masson, 2020.

5-7, rue de l'École-Polytechnique, 75005 Paris

www.editions-harmattan.fr

ISBN : 978-2-14-029184-5
EAN : 9782140291845

« La vie est une question de priorité »

Auteur inconnu

SOMMAIRE

INTRODUCTION

« Si je pouvais arrêter de fumer du jour au lendemain »

Le rêve

Que se passe-t-il dans la tête d'un fumeur qui arrête de fumer du jour au lendemain sans rien ?
Pourquoi est-ce si exceptionnel ?
N'est-ce pas le rêve du fumeur qui souhaite arrêter de fumer : revenir au jour juste avant la première cigarette, avant l'enfer de l'addiction …
Tout cela est évidemment possible : Ne plus avoir envie d'en allumer une définitivement !
Il y a tous les jours des milliers de fumeurs qui arrêtent de fumer, il ne s'agit pas de guérison miraculeuse.
Comment est-ce possible d'arrêter de fumer sans rien ?
Comment se mobiliser pour tenter et réussir son arrêt du tabac maintenant et pas dans 5ans ?
Comment devenir impatient d'arrêter de fumer ?
Comment booster sa motivation pour atteindre le déclic pour arrêter ?
Comment éprouver du plaisir en arrêtant de fumer mais surtout comment être plus heureux sans tabac ?
Existe-t-il un ou des moyens faciles pour arrêter de fumer ?
Comment rendre sa vie plus agréable sans tabac ?
Ce livre va vous permettre de répondre à toutes ces questions avec des solutions simples qui ont fait leurs preuves scientifiques.
C'est le plus grand paradoxe en santé qui existe : le fumeur sait que le tabac tue. Il connaît bien ses effets terribles sur la santé. Il connaît autour de lui des gens qui en sont morts, il a des preuves par milliers que c'est néfaste mais il continue de fumer.

C'est marqué sur le paquet de cigarettes dans la plupart des pays et le fumeur continue de fumer, une cigarette, puis une autre... Et il paie même pour ça !
C'est une drogue certes, mais le fumeur se convainc de poursuivre cette tuerie !
C'est un peu comme en écologie, on sait qu'on est en train de surexploiter la planète mais on continue de produire, de polluer et on entretient le phénomène...
Autant je ne suis pas expert en écologie, autant je peux vous aider à trouver des solutions pour en finir avec la cigarette sans avoir besoin que toute la planète soit d'accord.
Vous faites partie des gens qui sont accros à la cigarette puisque vous lisez ce texte et vous avez la chance d'avoir cette méthode entre les mains.

Ma mission :
Voilà le défi que je me suis lancé en 2020 : trouver la méthode simple, pour en finir avec le tabac une bonne fois pour toutes.
J'ai voulu créer un livre qui soit « l'antidote du tabagisme » : voici l'objectif clair et précis du livre que vous avez entre les mains. Il a pour but de venir en aide aux fumeurs qui souhaitent arrêter de fumer immédiatement.
Avec cette lecture, vous allez apprendre à arrêter de fumer, simplement et sans médicament.
Vous allez réussir à faire disparaître vos envies de fumer sans souffrance uniquement avec vous-même et votre mental.

Mon histoire :
A titre personnel :
J'ai plus de 15ans de tabagisme derrière moi, je parle donc d'une maladie, le tabagisme, que je connais bien. Je suis sevré depuis 10ans de la cigarette. J'ai décidé depuis une

dizaine d'années de modifier mon hygiène de vie qui était tout simplement désastreuse pour parler honnêtement.
A titre professionnel :
Je suis médecin (médecin généraliste et échographiste), j'exerce la médecine en France depuis plus de 10ans.
Je suis également auteur et formateur dans le développement professionnel continu des médecins.
Je suis le créateur du blog : www.academiesantepositive.com qui a pour but de diffuser de l'information gratuitement aux internautes sur des thèmes variés de santé.
Je passe des journées à soigner des patients très souvent fumeurs, en surpoids, sédentaires qui n'ont pas ou peu conscience que leur santé se dégrade avec leur comportement ou leur hygiène de vie.

Reste à savoir comment on arrive à arrêter de fumer, c'est tout l'objet de ce livre.

Présentation rapide :
L'objectif est clair : Arrêter de fumer seul, facilement juste avec vous-même en lisant ce livre.
Je vais étape par étape vous aider à accomplir cet objectif.
C'est ce qui va se passer si vous lisez jusqu'au bout cette méthode.
La méthode va faire travailler votre mental en douceur, simplement en lisant le texte.
Cela va vous faire gagner des années de vie en bonne santé, une énergie incroyable, économiser des milliers d'euros, aider vos proches à arrêter de fumer et surtout vous allez devenir responsable de votre santé.
Cela ira au-delà du simple arrêt du tabac.

Revenons au problème.
Bien souvent, le fumeur « accro » à son paquet voit la cigarette comme un objet génial et agréable. Il se trompe évidemment. Il pense que le tabac lui permet d'avoir une aide pour passer tous les moments difficiles de la vie ou juste un petit « plus » pour embellir les moments sympathiques de la journée.
Il est impossible d'arrêter quelque chose qu'on croit être merveilleux, qui nous fait du bien. Si vous pensez que la cigarette est exceptionnelle, vous n'avez aucune chance d'arrêter. En tout cas, vous allez vous faire mal à l'arrêt et vous y penserez toute votre vie.
La méthode va vous aider à changer cette idée fausse : « la cigarette est merveilleuse ». Vous pourrez replacer en vous définitivement le bon message, sans souffrir du manque de cigarette. Vous ne vous détruirez plus la santé.
J'attire votre attention sur le fait qu'il ne s'agit pas d'un livre littéraire avec du « blabla » ou du jargon scientifique incompréhensible. J'ai essayé de rendre la méthode la plus claire et la plus simple possible. S'il y a des scientifiques dans les lecteurs, vous allez être déçus, mais vous ne serez plus fumeur après la lecture de ce livre. Il s'agit d'un livre « grand public » pour aider les fumeurs à basculer dans une vie normale sans tabac.
Je veux aider le plus de gens possible à en finir avec la cigarette. J'ai tout fait pour que la lecture soit compréhensible pour tous, sans effort majeur.

Se prendre au sérieux

Vous devez absolument être concentré à 100% et prendre au sérieux ce que vous faites lorsque vous lisez le livre.
Si vous pouvez, lisez le livre en une fois. N'hésitez pas à noter des phrases dans le livre lors de la lecture.
Vous n'aurez pas mille occasions pour arrêter de fumer dans votre vie. Il est important de couper son téléphone et

toutes les sources de distraction (télévision, ordinateur, etc.) durant la lecture.

Dans cette méthode, il n'y a que du concret. On lit, on fait les choses et on arrête de fumer.

Vous faites et refaites les exercices si besoin.

Vous allez découvrir dans les prochains chapitres, les clefs d'un arrêt du tabac sans douleur, et comment créer du positif dans l'arrêt.

Soyez sincère avec vous-même : il s'agit de votre santé, de votre vie et surtout de vous.

Le « pourquoi » de l'arrêt du tabac est fondamental si l'on veut que ça marche. Les fumeurs ne savent pas pourquoi ils arrêtent de fumer : ça paraît incroyable mais c'est vrai. Je pose systématiquement la question lorsque je suis en consultation. Les fumeurs sont perdus quand on leur pose la question : « pourquoi voulez-vous arrêter de fumer ? ».

Un fumeur qui ne sait pas pourquoi il arrête de fumer n'a aucune chance de réussir son sevrage.

Des changements vont se produire

Cette lecture va déclencher chez vous des changements radicaux. Cela va bousculer votre quotidien, vos habitudes, vos gestes, vos idées, vos croyances sur le tabac. Quand on fume deux paquets par jour, on a à la bouche une cigarette environ 5h par jour sur 17-18 heures d'éveil.

Vous devez absolument avoir conscience que ça va changer beaucoup de choses vis-à-vis de votre relation avec le tabac.

Êtes-vous prêt à changer tout cela ?

Voulez-vous vraiment ne plus fumer une cigarette ?

Je préfère être franc avec vous : je ne propose pas une méthode où l'on fume de temps en temps dans les soirées ou encore juste une avec le café.

Inutile de commencer si vous êtes dans cette optique de compromis. Je vous propose une méthode qu'il faut vivre comme une formation avec comme objectif « zéro

cigarette à vie » tout simplement parce que vous n'en aurez plus envie après avoir lu le livre.
Les fumeurs vous feront bientôt de la peine. Vous verrez chez eux des personnes malades. Vous allez prendre conscience :
-qu'il faut arrêter de fumer maintenant
-que vous en êtes évidemment capables
-que vous allez décider de vivre (sans tabac)
-que vous changerez pour redevenir non-fumeur : vous êtes nés comme ça.
Vous allez retrouver votre sens critique vis-à-vis du tabac qui a été masqué par des années de tabagisme.
Vous changerez d'avis sur le tabac définitivement. Tant que votre vision de la cigarette est la suivante : « la cigarette est mon ami, elle m'aide en cas de difficulté », vous avez très peu de chance d'arrêter durablement la cigarette. Des outils puissants existent pour changer une idée comme celle-là dans votre esprit. Votre vision du tabac va changer définitivement.
Des techniques vont vous aider à penser la cigarette autrement car vous pensez « mal » puisque vous êtes « accro » à cette substance.
Dites « STOP » au fumeur automatique[1] qui est en vous !
Vous fumez sans réfléchir, sans trop savoir pourquoi. Le tabac est partout dans votre vie : dans vos émotions (« je suis énervé, en colère », « je suis trop triste » ...), dans vos pensées (« il me faut une cigarette après mon entretien ») et vos actes (« je bois mon café avec une cigarette », « je bois l'apéritif avec ma cigarette »).
Vous allez apprendre à faire autrement, sans cigarette.
Les mauvaises habitudes instaurées avec le tabac s'effaceront les unes après les autres, semaine après semaine.

[1] Guichenez Philippe, *Traiter l'addiction au tabac (avec les TCC)*, Éditions Dunod, 2017

Vous n'aurez qu'à lire dans 95% du livre, imaginer dans 4%, agir dans le seul 1% restant.
Certains arrêteront de fumer sans rien faire, d'autres auront besoin d'agir un peu plus. Vous serez guidés à chaque étape pour progresser doucement. Nous sommes tous différents.
La méthode est conçue pour vous guider et que cela soit simple, clair et surtout efficace !
Le changement sera radical ou progressif selon les personnes mais aucun de vous ne restera insensible à cette approche.
Êtes-vous prêt(e) à arrêter de fumer ?
Les méthodes où l'on ne réfléchit pas ne fonctionnent pas durablement dans le temps : par exemple, les régimes alimentaires draconiens absurdes ne font pas maigrir dans la durée.
Ça ne fabrique malheureusement que des gens de plus en plus en surpoids ou obèses.
Le but est de vous amener à ce que l'arrêt du tabac soit une évidence pour vous, vous n'aurez plus aucun doute à la fin de la lecture du livre.

Ce n'est plus pour demain ou dans 10 ans :
Arrêtez de vous trouver des excuses, vous adoptez depuis trop longtemps le même discours.
On ne se questionne pas tous les jours pour arrêter de fumer, alors profitez-en !
Pour une fois, ne repoussez plus l'arrêt à demain, décidez de vivre maintenant sans tabac.
Apprenez à faire face à vos faiblesses, et émotions désagréables sans allumer une cigarette. Comment font les non-fumeurs à votre avis quand ils sont en souci, tristes ou stressés ?
Arrêtez ce cercle vicieux : « je fume, je me fais du mal à la santé, je stresse, je fume, etc. » et entrez dans la vie du non-fumeur qui a une attitude positive sur sa santé !

Dites « stop » maintenant à la cigarette !

La cerise sur le gâteau :
Vous allez découvrir que l'arrêt du tabac peut se faire sans aucune volonté, et qu'il va même vous procurer du plaisir. Le fumeur est souvent effrayé par ça : comment prendre du plaisir sans cigarette ?
Le meilleur moyen pour atteindre un objectif sans épuiser sa volonté est d'y prendre du plaisir. Tout le monde peut le faire, mais 99% des fumeurs ne savent pas comment le faire. Rassurez-vous, vous aurez le mode d'emploi dans quelques secondes.

Le fond et la forme :
La méthode expliquée dans le livre est très complète : elle fait appel à des outils qui permettent de modifier votre vision de la cigarette, de prendre conscience de la maladie qu'est le tabagisme. Oui, le tabac est une drogue « autorisée » dans de nombreux pays à l'origine d'une maladie.
Cela semble incroyable qu'on bloque une planète pour la Covid-19 mais qu'on autorise la vente du tabac qui tue bien plus dans le monde. Le tabac existe et tue depuis des décennies mais cela ne semble pas préoccuper beaucoup de monde… Sur le plan sanitaire c'est une aberration.
Pour ma part, la vie d'un fumeur a autant de valeur que la vie d'un patient atteint de Covid-19.
Ça paraît simple d'arrêter de fumer mais si c'était si simple, il n'y aurait plus de fumeur en 24h.
La lecture de cette méthode va vous permettre de trouver la solution pour arrêter de fumer **sans aucun médicament.**
Vous connaissez cette envie de fumer qui revient toujours à la charge, et qui vous fait rallumer inlassablement la cigarette suivante.

La méthode va vous permettre de neutraliser définitivement l'envie de fumer. Cette idée de fumer est un peu comme un virus dans un ordinateur qui vous empêche de traiter les informations réelles pour arrêter de fumer. Vous allez en quelque sorte « hacker » ou **changer votre pensée de fumeur**. C'est une des clés de la poursuite ou de l'arrêt du tabac.

Je ne suis pas anti-médicament, un chapitre y sera consacré, mais le but de la formation est d'arrêter sans médicament.
Le médicament le plus puissant c'est vous [2]. Ça parait tellement simple et évident, qu'on ne nous l'a jamais dit !
Vous ne pensez pas à l'utiliser et rien n'est fait pour vous donner envie. Les laboratoires et la médecine actuelle (dont je fais partie) ont transformé les patients en consommateurs de médicaments alors que le corps humain est un immense laboratoire. Il suffit d'utiliser votre potentiel correctement. Personne ne vous l'apprend. Vous fabriquerez vous-même avec votre corps les médicaments « naturels » pour vous aider.

La méthode est simple : elle a pour but de vous déclencher le déclic pour arrêter de fumer, maintenant et pas quand vous serez malade, sans consulter de médecins ou de thérapeutes.
Nous parlerons de l'intérêt des autres méthodes à la fin, dans le dernier chapitre.
La méthode est **rapide** : à la fin de la lecture qui prend au maximum quelques heures, vous arrêtez de fumer.
La méthode est **efficace** : vous agissez sur votre mental avec cette méthode et pas seulement sur le manque physique. Vous augmentez vos chances de réussite pour un arrêt du tabac dans la durée.

---

[2] Dr Frédéric Saldmann, Le meilleur médicament c'est vous, Éditions Albin-Michel, 2013

Concrètement la formation c'est quoi ?
Tout ce que vous avez à faire, c'est de lire le livre jusqu'au bout. Chacun peut la faire à son rythme, chaque personne assimile les choses à sa manière. Nous utiliserons des stratégies ou techniques qu'on peut rattacher à la médecine moderne (addictologie), la psychologie cognitivo-comportementale, au coaching, aux neurosciences, à l'auto-hypnose etc.
C'est sur votre esprit que vous allez faire de petits ou grands réglages pour arrêter cette infernale cigarette.
Il suffira de lire la méthode qui a été découpée en **plusieurs chapitres.**
Tout a été simplifié au maximum, pour ne garder que ce qui a un effet potentiel à la lecture.
Les outils ont fait la preuve de leur efficacité et sont très puissants pour aider à arrêter le tabac. Des centaines d'études scientifiques le prouvent.
Ce ne sont pas des techniques « secrètes », mais ce sont des techniques très peu utilisées actuellement pour aider les patients à arrêter de fumer. C'est le patient qui est au cœur du traitement, il n'y a donc aucun intérêt financier pour les laboratoires à promouvoir ces techniques. Votre médecin n'a pas le temps (en général) d'utiliser ces techniques lors d'une consultation.
Les choses vont évoluer dans le bon sens : tout le monde prend conscience que l'hygiène de vie a un impact énorme sur la santé. Les thérapies « mentales » s'associent aux autres thérapies médicamenteuses. L'hypnose, la méditation et d'autres techniques ont fait leur entrée dans l'hôpital et un peu partout dans la société.
Mon but a été de faire une méthode globale qui vous aide à vous libérer du fléau que constitue la cigarette. Il y aura plusieurs temps : des temps passifs (lecture, des conseils et du coaching) et des temps actifs (réflexion, imagination ou concentration).

Plan de la méthode :
Un 1er chapitre sera consacré aux erreurs et difficultés des fumeurs.
Un 2ème chapitre abordera l'enquête sur le « pourquoi du fumeur » et le « pourquoi du non-fumeur ».
Un 3ème chapitre vous aidera à booster votre motivation pour arrêter de fumer.
Un 4ème chapitre vous dévoile l'état d'esprit, le mental à avoir absolument pour réussir votre objectif (en finir avec la cigarette aujourd'hui).
Un 5ème chapitre vous aidera à comprendre comment court-circuiter son mental de fumeur.
Un 6ème chapitre vous permettra de découvrir comment adopter la bonne attitude concernant votre santé en général. Je vous donnerai à travers ce chapitre, des conseils concernant l'alimentation et l'activité physique qui peuvent s'associer à l'arrêt de la cigarette. L'arrêt du tabac est un élément fondamental pour être en bonne santé, mais il y en a d'autres que je vous présenterai à la fin du livre.
Un 7ème chapitre fera des rappels sur des points du plan d'action de la méthode.
Ce chapitre a pour but de vous aider à atteindre et maintenir votre **objectif : zéro cigarette à vie.**
Une partie du 7ème chapitre sera consacrée à ce moment clé, le « déclic » : le moment où l'on décide de changer, d'agir pour arrêter de fumer. C'est ce temps précis qui fait qu'on passe du statut de fumeur à non-fumeur, ce moment déclencheur : le point de bascule.
Ça paraît rien comme ça et mais c'est essentiel ! On reviendra sur ce moment-clé.
Vous aurez aussi des moyens pour augmenter votre motivation qui est un élément crucial de la réussite du sevrage.
Ce livre vous expliquera comment vous détendre sans cigarette, en étant encore plus efficace que la cigarette, tout

en améliorant vraiment votre santé. Vous apprendrez à supporter les émotions désagréables et vos contrariétés sans allumer une cigarette.
Vous allez avoir le déclic pour arrêter de fumer. N'ayez aucun doute sur ce point.

Avant de commencer, **avez-vous vraiment envie d'arrêter de fumer ?**

Votre **motivation** est-elle importante ?

Avez-vous vraiment pesé ce qui est en jeu si vous arrêtez **aujourd'hui** ?

Prenez un instant pour faire le point sur votre envie d'arrêter de fumer.

Chapitre 1

LES ERREURS DU FUMEUR

Pourquoi 95 % des fumeurs n'arrivent pas à arrêter ?
Quelles sont les difficultés que rencontre le fumeur lors des tentatives pour arrêter ?
Pourquoi les fumeurs en connaissant les risques sur la santé, ne font-ils rien ?
Pourquoi tous les fumeurs repoussent à plus tard l'arrêt de ce poison ?
Je vais vous montrer les principales difficultés ou erreurs du fumeur face au tabac.

- 1ère erreur : **Inconscience du danger et déni de la réalité**

La première difficulté du fumeur c'est que bien souvent il n'a même pas conscience du danger. Le fumeur ignore qu'il y a un risque ou plutôt il se « voile la face » et considère qu'il n'y a pas de danger. C'est pourtant inscrit sur le paquet de cigarettes dans de nombreux pays mais ça ne suffit pas toujours pour informer.
Prenons l'exemple de l'adolescent qui débute son tabagisme et à qui vous essayez d'expliquer que sa santé est en péril. Bien souvent votre message n'aura très peu d'influence parce qu'il se croit immortel ! Les messages de prévention de santé publique ont très peu d'impact sur cette population très jeune.
Même chez les fumeurs plus âgés, l'information sur la santé est connue mais n'a aucune prise ou frein sur le fumeur et sa consommation incessante.
Beaucoup de gens ne connaissent pas encore les dangers réels du tabac. Une étude[3] menée en Chine en 2009 montre que seulement 38% des fumeurs sont au courant du risque cardiaque (coronarien) lié au tabagisme.

---

[3] Rapport de l'OMS du 29 mai 2009 : mises en garde sanitaires sur les paquets de tabac.

- 2ème erreur : **Excès de confiance**

« J'ai commencé seul, je vais arrêter seul ! »
Sauf que commencer c'est malheureusement facile, mais arrêter seul sans aucune aide quand on est dépendant à la nicotine est une tout autre affaire. On entend souvent « J'arrêterai quand j'en aurais envie ». Le souci c'est que le moment ne vient jamais ou bizarrement que dans très rares cas. Cela se finit souvent par une nouvelle cigarette pour repousser le problème à plus tard.
Des années plus tard, la même question revient : comment arrêter la cigarette ? Aujourd'hui est justement un moment où vous avez envie d'arrêter.
Cela tombe bien, vous êtes au bon endroit pour réussir.

- 3ème erreur : Notre **tendance à vouloir du facile, du « sans effort »**

C'est une tendance « fainéante » qu'on a tous, c'est ancré en nous, nous cherchons des choses faciles, des raccourcis pour reposer notre esprit, et éviter la difficulté. Il n'existe pas encore à l'heure actuelle de pilule rose miracle qui nous arrête d'un coup notre dépendance à la nicotine. Toutefois nous sommes capables au moment de l'arrêt du tabac, sans l'aide d'un médicament, de fabriquer nous-même, avec notre corps des substances pour être mieux. Nous verrons comment fabriquer ces molécules dans le chapitre 6.
Si vous voulez arrêter durablement la cigarette, il faut préparer votre esprit à ne plus être fumeur. Cela se fait plus ou moins rapidement selon les personnes : de quelques minutes, à plusieurs heures ou plus encore.
Notre tendance naturelle est donc de réagir devant un problème de santé à la manière d'un consommateur : « j'ai un problème, je prends un médicament pour résoudre ce problème ». On oublie trop souvent la réponse : « j'ai des

ressources[4], je peux mettre fin au problème avec telle ou telle action, ou telle pensée, sans médicament ».
L'arrêt du tabac peut être simple pour celui qui a le déclic après une lecture, une situation particulière (un proche malade par exemple), une séance d'hypnose[5], un échange avec un soignant... pour d'autres le calvaire peut se poursuivre pendant des années.
A trop attendre que la solution vienne d'autrui (un soignant, une pilule rose, un patch, un livre ...), on oublie de réfléchir. On oublie qu'on est capable de faire soi-même, on oublie de réfléchir à pourquoi on veut arrêter de fumer.
Vous êtes la meilleure raison pour arrêter de fumer et vous êtes aussi la solution !

- 4ème erreur : **l'absence totale de réflexion**

Le fumeur a-t-il encore un cerveau ?
Un peu de provocation pour vous faire réagir !
Nous sommes tous nés non-fumeur. On le sait tous, nous n'avons pas besoin du tabac pour vivre, pour être heureux, pour se détendre. Vous en doutez encore ? Pire que ça, il est maintenant scientifiquement prouvé, qu'on est moins heureux, plus stressé, plus déprimé lorsqu'on fume. Lorsque vous fumez vous apaisez votre dépendance, votre besoin en tabac, plus exactement en nicotine, mais en aucun cas vous vous détendez.
Ça ne viendrait à l'esprit de personne de faire fumer un enfant, et pourtant l'adulte fume et la femme enceinte fume aussi parfois sans se questionner plus que ça. C'est un peu comme si le fumeur ne respectait plus son corps. Il est

---

[4] Carl Rogers, Le développement de la personne, Éditions Dunod, 1968.
[5] Dr Jean Marc Benhaiem, Oubliez le tabac par l'hypnose, Éditions Albin Michel, 2005

détaché de sa santé, de son corps. La drogue et la maladie sont bien présentes.

- 5ème erreur : **croire que le tabac n'est pas une drogue ou une addiction**

Le doute plane parfois encore quand on parle de la fermeture des bureaux de tabac. « Oui, le tabac est un plaisir », « chacun fait ce qu'il veut », « ça me fait du bien, c'est un passe-temps », etc.
Il est bon de le rappeler mais il n'y a plus de doute depuis longtemps pour la communauté scientifique : le tabagisme est une maladie, on n'est pas du tout dans la rubrique hobby ou sport et loisir. Dans la classification DSM[6] (manuel des maladies mentales utilisé par les scientifiques), le tabagisme est une maladie considérée comme un « trouble de dépendance à la nicotine ou de l'utilisation du tabac ». On peut tout imaginer, mais il n'existe actuellement absolument aucun point positif pour la santé à fumer du tabac.
C'est une drogue donc le fumeur est malade et dépendant à une substance qu'on appelle la nicotine qui agit sur son cerveau.
Donc « un plaisir », pas vraiment, le fumeur soulage une dépendance pendant quelques minutes. Le fumeur revient plutôt à la normale, pendant quelques minutes avant d'être de nouveau en manque.
« Il fait ce qu'il veut » : pas vraiment non plus puisqu'il est drogué, la nicotine vous contrôle comme un esclave, et vous n'êtes pas du tout libre de quoi que ce soit.
« Ça me fait du bien » : c'est faux, on ne va pas ici faire le listing des effets négatifs du tabac sur la santé. S'il n'y avait qu'un seul effet bénéfique sur la santé du tabac, les

[6] DSM 5 : Manuel diagnostique et statistique des troubles mentaux, American Psychiatric Association, Editions Elsevier-Masson, 2015

spécialistes du marketing du tabac l'auraient affiché sur le paquet au lieu qu'on les oblige à mettre « fumer tue ». De plus, les fumeurs sont plus angoissés, plus déprimés et se suicident plus que les autres. C'est prouvé et ce n'est plus à débattre.

Les marchands de maladie (dans les bureaux de tabac) existent toujours dans de nombreux pays et touchent encore nos proches, nos amis et nos enfants…
Vous ne serez plus concernés par cette maladie dans quelques temps, vous saurez comment guérir.

- Les difficultés du fumeur : **Les freins, les résistances[7] pour changer** :

  -la prise de poids
  -la peur
  -le manque

Les fumeurs sont le plus souvent habités par plusieurs blocages qui les empêchent de se lancer dans le sevrage.

Le 1er blocage : **prendre du poids**. Une excuse encore une fois pour entretenir son tabagisme. La réalité est bien là, les fumeurs prennent souvent du poids car une compensation par l'alimentation se produit. Mettre quelque chose à la bouche calme le fumeur en sevrage, mais surtout calme le stress, l'anxiété.
L'alimentation est alors détournée de son rôle « alimentaire » ou nutritionnel, mais joue un rôle anxiolytique, et assure une détente passagère.
Vous allez apprendre à gérer le stress autrement qu'en mangeant.

---

[7] Dr Charly Cungi, Faire face aux dépendances, Éditions Retz, 2014.

Le second blocage est **la peur** : peur d'être seul face à ses émotions, son stress, ses angoisses. Le tabac est omniprésent dans la vie d'un fumeur. Vivre sans tabac est angoissant pour vous. Les non-fumeurs, et vous avant de fumer n'aviez aucun problème pour cela avant votre première cigarette. Dans tes les cas, vous le faisiez sans cigarette avant.

Le 3ème blocage : **Le manque**. Tout fumeur qui éteint une cigarette ressent quelques minutes ou plusieurs heures plus tard, une envie, un besoin de fumer. Le fumeur est « en manque ». C'est la dépendance. C'est ce qui vous pousse à consommer de nouveau, à rallumer une cigarette.

- **La grande erreur à ne pas faire** dans le choix de la méthode :

L'absence de méthode est un risque important d'échec. Les chiffres sont là : si vous n'utilisez aucune aide pour arrêter de fumer, vos chances de réussir votre sevrage sont quasi nulles.
La plupart des fumeurs se trompent souvent de méthode en essayant d'arrêter de fumer. Ils cherchent un moyen sans même trop y penser pour arrêter de fumer : un remède miracle en quelque sorte.
Le fumeur doit comprendre que faire le choix d'arrêter de fumer n'est ni une punition, ni une interdiction. Le fumeur doit s'engager dans cette décision.
C'est la meilleure action que peut faire un fumeur sur sa santé : arrêter de fumer maintenant.

Chapitre 2
LE « POURQUOI » DU FUMEUR

Pour prendre la décision d'arrêter de fumer, il est absolument nécessaire de faire un pas de recul pour réaliser que poursuivre la cigarette est un enfer pour soi-même, pour la santé. C'est une mutilation que vous faites en conscience à votre corps.

Il faut être critique avec soi-même, surtout sur votre rapport avec la cigarette.
Il est temps de faire le bilan et de dire « STOP » à tout ça.
Si vous lisez ce livre, vous savez qu'il y a un problème avec la cigarette et que cela ne peut plus durer.
On ne peut pas se séparer d'un ami qu'on aime : pour la cigarette c'est la même chose. Il faut se séparer d'elle en étant critique et ferme.

Avez-vous vraiment envie d'arrêter de fumer ?
Il faut absolument se poser cette question. On ne peut pas arrêter de fumer en force, c'est impossible.
Sans cette phase d'interrogation, c'est strictement impossible d'arrêter.
Les stades de la motivation sont bien connus et décrits (Prochaska et Di Clemente[8]) :
-stade où il n'y a aucun problème pour le fumeur : il n'a aucune intention de changer (**pré-contemplation**).
-stade où le fumeur alterne entre des inquiétudes et des points positifs sur le tabac. Le fumeur envisage un arrêt dans un futur proche (**contemplation**).
-stade de la décision (**préparation à l'action**) : après la réflexion, la personne décide d'arrêter de fumer.
-stade de l'**action** : le fumeur met en place une méthode pour en finir avec la cigarette.
Les personnes peuvent passer d'un stade au suivant plus ou moins vite.

---

[8] Prochaska et Di Clemente, The Transtheoretical approach : crossing traditional boundaries of therapy, Editions Homewood, 1984

En termes plus clairs :

- Pré-contemplation

« Je ne pense même pas à arrêter de fumer »

- Contemplation

« C'est vrai, il y a des bons et mauvais points dans le tabac »

- Préparation à l'action

« Oui, je vais arrêter, il n'y a aucune bonne raison de fumer »

- Action

« J'arrête aujourd'hui de fumer, j'agis immédiatement ! »
La méthode doit vous aider à vous motiver pour arrêter de fumer. C'est aussi simple que ça.

Pourquoi fume-t-on au fond ?
Le fumeur recherche du plaisir dans la cigarette ou à fuir le négatif ou parfois les deux choses en même temps.
Vous devez identifier les vraies raisons de tabagisme et les inconvénients de la cigarette. Cela s'appelle prendre conscience du problème (stade de la contemplation).
Vous mettez le focus sur l'arrêt de la cigarette grâce à la lecture, l'hypnose ou l'auto-hypnose. Vous attirez votre attention sur le problème et vous pouvez déclencher alors un changement.
Il faut l'avouer : vous êtes dans un état de soumission avec la cigarette. Cela dure depuis des mois ou des années. Il faut maintenant vous libérer du danger car la cigarette est un fléau, un vrai poison pour votre vie.

Vous devez arrêter ça et vous révolter.

Vous allez couper le lien qui vous unit à ce dictateur qu'est la cigarette. Vous devez activer votre réflexe de survie car il s'agit de votre vie que vous gâchez en fumant.
Le changement d'attitude ne peut qu'être brutal avec la cigarette. Notre cerveau est fait ainsi : si on réfléchit trop,

on reste ancré dans sa position habituelle de fumeur, on s'oppose inconsciemment au changement. Il ne se passera rien, vous resterez fumeur toute votre vie.
Les techniques (hypnose, auto-hypnose, lecture et thérapie cognitivo-comportementale) permettent une prise de conscience brutale, en activant le réflexe de survie.

L'analyse des fausses croyances[9] peut créer une rupture définitive avec la cigarette.

Le pourquoi du non-fumeur :
Il s'agit d'un point-clé pour réussir son sevrage à la cigarette.
Si vous donnez du sens, de la valeur à votre arrêt de la cigarette, vous allez y trouver du plaisir. Le changement sera alors possible sans aucune difficulté. Si vous allez vers un objectif qui vous plaît, vous trouvez des ressources inépuisables pour y parvenir.
Il faut donner du sens au sevrage : « j'arrête de fumer pour être responsable de ma vie, de ma santé, je me fais du bien, je me respecte, je fais du sport, etc. »
Le « pourquoi » a un pouvoir immense : c'est lui qui vous donnera la force pour vous lancer dans la vie sans tabac. Vous n'avez aucune chance d'arrêter de fumer si vous ne savez pas pourquoi clairement vous faites ça.
En arrêtant de fumer, on augmente en moyenne de 10ans son espérance de vie. On agit sur la durée de sa vie mais aussi sur la qualité de sa vie, c'est-à-dire que vous serez en meilleure santé plus longtemps.
Le « pourquoi » profond de votre arrêt du tabac vous permettra d'éviter les rechutes et de résister aux multiples tentations. Il faut que cela soit limpide dans votre esprit.
A la question : « pourquoi j'arrête de fumer ? »

---

[9] Aaron Beck, La thérapie cognitive et les troubles émotionnels, Éditions De Boeck Supérieur, 2017 (publication originale en 1976)

Une réponse claire doit venir : « j'arrête de fumer, parce que … (souhait de contrôler votre vie par exemple) et parce que … (souhait de bonne santé par exemple) », sans aucune hésitation. Chacun doit se faire sa phrase selon son histoire, ses envies.
Chassez les doutes, sinon vous n'avez aucune chance de réussir dans la durée.
Il n'existe aucune bonne raison de fumer : mettez-vous ça en tête, ce n'est pas négociable autrement.

Chapitre 3
BOOSTER SA MOTIVATION

Tellement de fumeurs le disent : « il faut que j'arrête ! », « demain je me lance ! », etc.
Trop de fumeurs repoussent à plus tard l'arrêt de la cigarette. Vingt ans après ils fument toujours, les dégâts pulmonaires et vasculaires sont là, la vie ne sera plus la même.
C'est la procrastination : remettre à plus tard ce qu'on doit faire aujourd'hui. C'est en nous, on cherche à éviter les efforts.
Pour éviter de temporiser, de repousser l'arrêt du tabac, il faut se motiver.
Pour cela, ça tombe bien il existe des moyens très efficaces pour booster sa motivation et en finir avec le tabac.

-faire un **exercice d'alignement** :

Comme évoqué dans le « pourquoi » du non-fumeur, si vous savez pourquoi vous arrêtez (« j'arrête pour être responsable de ma santé », « je décide de me faire du bien », « je veux prendre soin de ma vie », etc.), que vous adhérez à cette idée, à ce choix libre qui vous permettra sans aucune difficulté d'arrêter de fumer. Il sera beaucoup plus facile d'agir et d'arrêter enfin.
Si vous êtes parfaitement aligné avec ce « pourquoi », vous n'avez plus besoin de volonté, le sevrage devient une évidence, une urgence.
C'est essentiel.

-l'**exercice de la balance**[10] (ou balance décisionnelle[11]) :

---

[10] Isabelle Clauzel, Ne plus fumer, Éditions Retz, 2005

[11] Miller et Rollnick, L'entretien motivationnel, Éditions InterEditions, 2019.

Il faut réaliser deux colonnes distinctes : une première colonne « arrêter de fumer », une seconde colonne « poursuivre le tabac ».
Pour chacune des deux colonnes, vous notez les avantages et inconvénients. Pensez à voir les choses immédiatement, à court terme et à long terme.
En fonction de votre état d'avancement dans la prise de décision, vous verrez tout simplement ce qui se dégage.
Cela vous aide à changer votre vision du tabac. Les bienfaits de l'arrêt du tabac se dévoilent.

Arrêter de fumer		**Poursuivre le tabac**	
Avantages	Inconvénients	Avantages	Inconvénients
Santé	*Prise de poids*	*Plaisir quand on le veut*	*Maladies, cancer*
Économie financière	*Peur*	...	
Liberté	...		
...			

-imaginer des **cercles vertueux et constructifs** [12] (décrits par Cungi) :

Mettre en évidence que le tabac est un cercle vicieux vous aidera à mettre le doigt sur le problème.
Le tabac est un engrenage infernal :

[12] Charly Cungi, Faire face aux dépendances, Éditions Retz, 2005

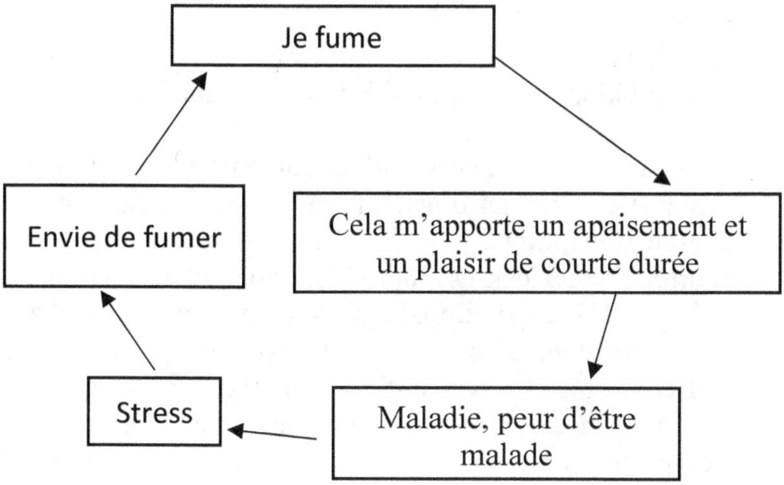

Lorsque vous envisagez un arrêt du tabac, vous allez développer un cercle vertueux, constructif et déclencher un élan positif qui renforcera fortement votre motivation.

-analyser ses croyances :
Vous le faites sans vous en rendre compte depuis le début de la lecture de la méthode. Indiscutablement notre manière de voir le tabac oriente notre pensée, notre relation avec le tabac et nos actions.
La lecture de cette méthode vous permet de modifier vos croyances pour agir et devenir libre.

Exemple de croyance :
« Le tabac est essentiel pour me détendre »
La croyance peut être modifiée : « le tabac est un moyen, mais cela est néfaste pour ma santé. Il existe d'autres

méthodes naturelles, plus efficaces, moins nuisibles et moins coûteuses ».
L'action qui en résulte est la suivante : « je fais du sport, de la méditation ou du yoga, j'écoute de la musique, etc. »

Agir sur ses croyances est fondamental pour arrêter de fumer. Cela permet d'activer ses ressources sans presque s'en rendre compte.
L'arrêt du tabac n'est alors plus du tout une contrainte puisque l'idée est limpide dans votre esprit. Vous allez augmenter considérablement votre confiance en vous, votre self-control et trouver enfin comment faire ce qui vous paraissait infaisable avant de lire cette méthode.
Remplacez vos « je dois, il faut » par des phrases qui génèrent moins d'anxiété comme « je fais, je vais, je pense ... »

-activer le **pouvoir de l'imagination** :
Cette technique est d'une force incroyable. C'est utilisé en développement personnel, en hypnose ou en psychologie cognitive.
S'imaginer guérir du tabac permet de réduire les hormones de stress (cortisol, etc.), et d'augmenter les hormones du bien-être (endorphines).
Lorsqu'on imagine l'objectif atteint (arrêt définitif du tabac) on se rapproche de cet objectif.
Pensez aux grands sportifs : pensez-vous qu'il commence une compétition en se disant : « je n'ai aucune chance d'y arriver » ou « je vais gagner, aucun doute là-dessus ! ».
On ne peut pas réussir quelque chose sans être persuadé qu'on va réussir. La première personne à convaincre c'est vous-même. L'antidote de la cigarette c'est vous !
Lisez des témoignages de personnes qui ont réussi à arrêter de fumer et des textes inspirants sur la réussite possible du

sevrage tabagique. La preuve sociale nous influence, notre cerveau est ainsi fait, alors utilisons-la pour notre bien.
Vous allez imprimer dans votre cerveau le message suivant : « c'est possible, je peux arrêter de fumer ».
Le fait d'évoquer la situation de réussite de l'arrêt du tabac rend beaucoup plus facile la prise de décision d'arrêter la cigarette.

-l'engagement :
Lorsqu'on souhaite réussir quelque chose, le fait de s'engager personnellement permet d'augmenter la motivation. Engagez-vous auprès d'un proche (un parent, un ami, etc.). Cela vous aidera fortement pour atteindre votre objectif : la vie saine, sans cigarette. Cela va vous donner envie de bien faire les choses, de prendre votre décision au sérieux et de répondre de vos actes.
Prenez en compte vos résultats : il n'existe aucune bonne raison de fumer. Il n'y a aucun point positif lorsqu'on fume. Lorsque vous arrêtez de fumer, vous êtes actif sur votre bonne santé.
Célébrez vos succès : lorsque vous arrêtez le tabac, c'est une victoire !
Vous améliorez votre vie, vous en prenez soin. Le fait de se féliciter augmente votre motivation et majore votre estime de vous-même. Vous mettez inconsciemment en route les circuits de la récompense qui nous poussent à l'action.

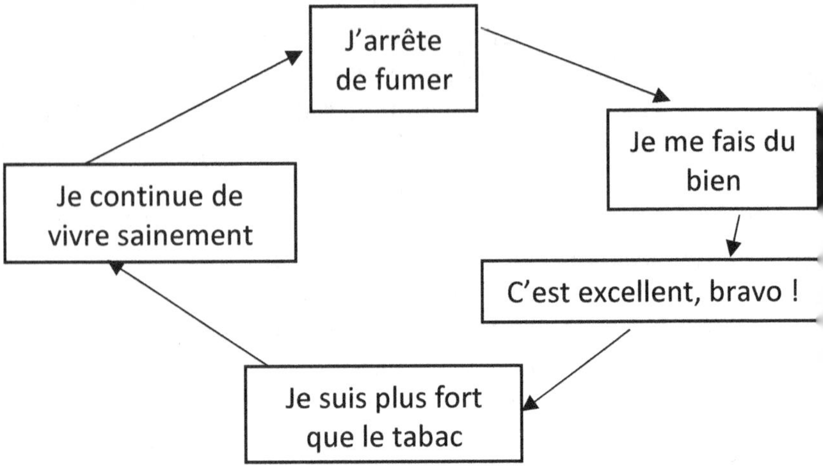

Lorsqu'on a une récompense, on a en envie de poursuivre les efforts, de persévérer : c'est l'attitude positive du gagnant. C'est aussi un cercle vertueux.

Ces stratégies « mentales » fonctionnent dans tout :
-si vous vous inscrivez à un concours et que vous êtes persuadé que c'est impossible de réussir, vous n'avez tout simplement aucune chance de réussir.
Alors que si vous vous préparez sérieusement en faisant des épreuves, des annales avant le concours, que vous avez de bons résultats intermédiaires, vous pouvez poursuivre vos efforts et vous présenter en confiance le jour du concours, le jour J.
-si vous êtes boxeur et que vous montez sur un ring en étant moyennement sûr de vaincre l'adversaire, vous perdrez le combat. Alors qu'après des mois ou des années d'entraînements physiques et techniques avec des adversaires de plus en plus compétitifs vous permettront de

gagner en confiance, en précision pour arriver sur le ring avec la certitude de battre l'adversaire.
-si vous voulez créer une entreprise, en pensant que c'est trop dur, qu'il faut faire beaucoup trop d'effort, vous n'avez aucune chance de créer l'entreprise de vos rêves.
Alors que si vous procédez avec un plan d'action détaillé, structuré, avec des personnes motivantes autour de vous, vous réussirez sans aucun problème.
Etc.

Notre mental est notre plus grand moteur, mais il a besoin de connaître son point d'arrivée pour démarrer.
N'ayez peur de rien dans la vie et surtout pas d'arrêter de fumer.
On ne nous l'apprend pas à l'école ni à la maison mais la bonne santé ça se provoque aussi bien souvent.
Si toute votre vie, vous fumez, marchez peu, ne pratiquez aucun sport et mangez n'importe quoi, il y a de grandes chances pour qu'à 60ans (si vous y arrivez) que vous ayez un gros ventre avec une vie limitée par une marche difficile et que vous soyez essoufflé au moindre effort, avec surement d'autres maladies.
Alors que si vous arrêtez de fumer, que vous marchez régulièrement, que vous pratiquez un sport, que vous méditez, que vous mangez équilibré, il y a de très grandes chances pour qu'à 60ans, vous soyez encore mince, dynamique et absolument pas limité dans votre vie par votre physique.

Vous avez ce potentiel de vous permettre d'être en bonne santé : ce n'est pas un rêve, c'est scientifiquement prouvé par des milliers d'études médicales. Le meilleur médicament c'est vous et de loin sur votre santé.
Développez ce potentiel pour agir sur votre santé, votre vie.

Si vous réussissez à arrêter de fumer, faire du sport vous paraîtra encore plus simple et vous aurez encore plus de motivation en étant non-fumeur. Tout deviendra parfaitement cohérent.

Éloignez-vous définitivement des conseils toxiques des autres : méfiez-vous de l'ami qui vous dit « tu n'y arriveras jamais » parce qu'il est fumeur et que lui n'a jamais réfléchi à l'impact du tabac sur sa vie. Fuyez ces personnes !

La réussite du sevrage vous apportera du bonheur, de la joie et de la bonne santé. Tout cela ne fera qu'augmenter votre envie de poursuivre la vie sans tabac.
Faites aujourd'hui ce choix d'être en bonne santé, d'être heureux. Les deux choses sont intimement liées. Vivez dans le présent, faites ce choix maintenant.
Le tabac fait exactement l'inverse : la cigarette vous stresse, vous déprime et détruit votre santé. Aucune étude n'a mis en évidence un seul effet bénéfique de la cigarette sur la santé.
La musique peut vous aider à être joyeux, à changer vos émotions si elles sont négatives. Vous pouvez l'utiliser pour vous aider dans le sevrage.

Si vous avez déjà essayé d'arrêter, c'est plutôt un très bon point : cela prouve que vous êtes capable d'arrêter de fumer et donc de le refaire. Aucune défaite à analyser, on ne peut pas abandonner. Votre succès définitif n'est pas loin. L'abandon ne peut exister dans l'arrêt du tabac car il s'agit de votre vie. Aucune chose n'a plus de valeur que ça.

Ne plus repousser l'arrêt du tabac à demain :
Le sevrage du tabac est votre priorité absolue.
Tout le reste passe après. Il faut dire « stop » ou un grand « NON » à tout ce qui s'oppose à votre arrêt du tabac.

Éloignez-vous de tout ce qui vous écarte de l'objectif !
Vous trouverez des amis qui vous comprennent, de la famille, etc.
Arrêtez d'avoir peur !
Arrêtez de vous trouver des excuses.

Agissez !

Chapitre 4
L'ÉTAT D'ESPRIT À AVOIR POUR EN FINIR AVEC LA CIGARETTE

Si vous êtes l'acteur du sevrage du tabac, votre sevrage sera définitif, sans aucune difficulté, et pourra se faire brutalement et franchement sans aucune aide.
On l'a vu avant dans la méthode, si vous savez pourquoi vous faites ça, ce sera limpide dans votre esprit et cela ne créera chez vous aucune frustration.
Si vous êtes alignés avec le « pourquoi » de l'arrêt du tabac, cela vous procure même du plaisir. Si votre sevrage devient un accomplissement, un choix de vie, cela va produire chez vous du plaisir. C'est aussi simple que ça. Vous continuerez sans aucun effort à ne plus fumer et à vivre normalement surtout.
Ça parait fou, simple et presque incroyable. Je vous assure que 95% des fumeurs ne savent pas pourquoi ils arrêtent et ne se posent aucune question.
On ne peut pas changer sans réfléchir. Réfléchir peut réclamer un effort minime. Le déclic se fait plus ou moins vite chez les gens, parfois en quelques secondes. Il y a de la résistance parfois. Il n'y a pas à choisir une méthode d'un gourou, d'un thérapeute ou autre. Vous êtes la méthode. On infantilise les gens, les patients.
Le plus grand médicament c'est vous. Votre corps sait fabriquer le médicament.

Lorsque les choses sont claires dans votre esprit, votre décision coule de source et vous pouvez changer radicalement. On ne peut pas arrêter le tabac et fumer de temps en temps.
Lorsque la décision est prise, 99% du travail est fait pour arrêter de fumer.
Prendre cette décision va augmenter considérablement cette confiance en vous : vous allez arrêter de fumer, vous allez aussi vous remettre au sport, prendre soin de vous, etc.

Vous mettez en route un processus exceptionnel, vous devenez un exemple pour les fumeurs, un modèle positif pour vos enfants.

Lire cette méthode vous permet sans effort d'arrêter de fumer. On est en train d'arroser ce que vous souhaitez voir pousser : votre envie d'arrêter de fumer. Vous allez arrêter aujourd'hui.
Votre esprit est maintenant convaincu et peut prendre sa décision sans aucune hésitation.
Soyez positif car vous allez tout gagner en arrêtant la cigarette. Il n'y a absolument rien à gagner en continuant le tabac.
Vous ne saviez pas associer l'arrêt de la cigarette à une sensation agréable. Vous êtes en train de l'associer à la plus belle chose de votre vie. Votre esprit s'ouvre tranquillement sur d'autres choses très positives, bienveillantes : la vie saine et choisie.
Le focus est en train de changer : vous êtes libre, vous valorisez chaque jour votre santé avec ce choix, et cela vous procure du plaisir.
Vous ne fumez plus et cela ne nécessite plus aucune volonté.
Lorsque vous fumez, vous ne vous respectez pas. Vous ne supporteriez pas qu'une personne fasse fumer votre enfant et vous vous infligez cet enfer à vous-même.
Vous ne supportez plus de subir, vous allez reprendre le dessus une bonne fois pour toutes et passer en mode « solution ». C'est votre action du jour : « j'arrête de fumer maintenant ».
Il n'y a plus de doute, c'est aujourd'hui.
Imaginez-vous non-fumeur depuis bien longtemps : vous ne supportez plus l'odeur de la cigarette, les fumeurs vous font vraiment de la peine avec leur teint jaune, leur peau vieillie. Vous vous levez le matin, vous faites de l'exercice,

vous n'avez plus mal à la tête le lendemain de soirée et vous mangez équilibré. Vous vous faites du bien, car vous êtes bien dans vos baskets et dans votre tête : vous avez une énergie incroyable. Vous n'avez aucun doute sur le bienfondé de votre décision. Chaque jour qui passe sans tabac, vous rend encore plus convaincu de votre choix.

Il n'y a pas de chance : un sevrage réussi n'est pas un coup de chance. Il n'y a que des gens qui provoquent la réussite. On devient chanceux si on focalise son attention sur l'objectif (la réussite). Le chanceux évacue ses peurs et fait preuve de confiance en lui qui lui permet d'aller droit vers la réussite.
Vous avez cette compétence pour créer enfin l'opportunité d'arrêter de fumer. Cette attente positive du futur va se concrétiser.

Chapitre 5
« HACKER » SON MENTAL

Le tabac c'est environ 75000 morts par an en France systématiquement. C'est 8 millions de morts par an dans le monde. C'est bien plus important que la Covid-19 et ça dure depuis plus d'un siècle.
Le tabagisme est défini comme une maladie. Tout cela est parfaitement cautionné par de nombreux états. C'est absolument incroyable mais c'est une réalité.
Le tabac détruit les personnes fumeuses et non-fumeuses et l'environnement. De sa culture à la consommation, le tabac est un enfer pour la planète et l'individu.
Un arbre est coupé pour une cartouche et demi fabriquée.
3 cigarettes fumées à la suite sur 30 minutes polluent plus qu'une voiture (diesel) au ralenti pendant la même durée.
Il existe 57 fois plus de risque de faire un cancer après l'exposition à la fumée de tabac que lors de l'exposition à tous les polluants atmosphériques.
Le tabac aggrave la pauvreté sur la planète :
La culture du tabac rend les terres incultivables (pesticides, fertilisants). Les fumeurs utilisent leurs revenus pour acheter du tabac et non pour des besoins essentiels. Les maladies et les décès fragilisent économiquement les familles.

Le fumeur qui n'arrête pas de fumer pense mal. C'est aussi simple que ça. Cette pensée erronée coûte cher à tout le monde, au fumeur et à la société.
Les pensées classiques envahissent les fumeurs : « ce n'est pas si grave ! », « je n'ai pas de volonté », « c'est trop dur », « ça me détend », etc.

Comment penser autrement quand on est fumeur ?

Le fumeur qui arrête de fumer du jour au lendemain sans aucune aide pense autrement et brutalement à un instant T.

Pour arrêter de fumer il faut changer de système de pensée radicalement.

Pour reprendre la description du prix Nobel Daniel Kahneman, notre cerveau fonctionne avec deux systèmes[13] :
-le système 1 : c'est notre système instinctif. On ne réfléchit pas. C'est le plus facile à avoir, cela ne nécessite aucun effort, cela peut nous dévier de notre objectif.
-le système 2 : ce système utilise la réflexion, le self-control, et permet de résister aux pulsions.
On croit avec le système 1 et on comprend avec le système 2.
Nous sommes capables d'agir sur le système 2 (réflexion) qui permet de résister ou de choisir selon les situations. Ce pouvoir est exceptionnel et conditionne nos vies.
Le fumeur doit activer son système 2.
Le stress, l'alcool et la fatigue affaiblissent notre système 2 (self-contrôle, volonté) et majorent notre tentation.
Tout ce qui réduit le stress, renforce votre système 2 et vous aidera à arrêter de fumer : le sport, le yoga, la méditation, la lecture, la musique, le temps en famille, un massage, une promenade en pleine nature, une prière, une activité créative…
Le soir, avec la fatigue de la journée, notre système 2 est plus faible.

Notre cerveau adhère facilement à un message simple et à la répétition des messages : c'est le principe de la publicité qui nous matraque l'esprit avec de l'information quand on est fatigué le soir devant la télévision.

[13] Daniel Kahneman, Système 1, système 2 – Les 2 vitesses de la pensée, Éditions Flammarion, 2012.

Pour faire comprendre à notre cerveau qu'une information a de l'importance, on peut créer des images mentales. C'est le principe de l'hypnose : on met l'esprit dans une situation mentale, on l'associe à des bruits, un lieu, des mouvements. On peut parler de l'information à quelqu'un. Transmettre l'information est très efficace pour l'apprentissage. C'est le principe des bénévoles aux « AA » (alcooliques anonymes) : ils parlent de leur expérience aux autres personnes non sevrées. Cela ancre l'information au bénévole sevré (« je suis sevré ») et cela fournit une aide précieuse à la personne non sevrée (« c'est possible, c'est un modèle à suivre »). Tout le monde est gagnant.

Changer les croyances !

Il est clair et net qu'il faut identifier et changer les croyances sur le tabac.

Que pense le fumeur du tabac ?

Quelques croyances à faire voler en éclats rapidement et facilement sur la cigarette :

- *« Le tabac est un jeu »* : absolument pas, c'est une maladie. C'est 75000 morts en France chaque année. On l'a dit plus haut mais j'insiste sur ce point. Sans compter les malades qui ne meurent pas mais qui souffrent ou deviennent handicapés ! On ne parle pas du tout d'un hobby ou d'un sport. C'est une catastrophe sanitaire bien plus importante que la Covid-19, et qui durent depuis des décennies.
- *« La maladie est inéluctable : la santé, c'est le destin »*. C'est faux. Notre comportement fait tout. Pourquoi les assureurs sont prêts à payer des abonnements dans les salles de sport à leurs clients : c'est parce que s'ils font du sport, ils sont moins malades. Et s'ils sont moins malades, la mutuelle dépense moins d'argent.

Il y a un lien statistique entre notre comportement (fumeur, sportif, alimentation, alcool, etc..) et la maladie. Des milliers d'études le prouvent. Personne n'y pense.
La meilleure mutuelle de la planète, c'est vous-même !

- *« Arrêter de fumer c'est difficile »* : non, il faut savoir pourquoi on arrête. Lorsqu'on sait pourquoi, on met fin à la cigarette. Cela devient très simple et c'est alors une source de plaisir infini.

- *« Je vais devenir obèse, je vais prendre 15kg en arrêtant de fumer »* : la prise de poids ne vient pas de l'arrêt de la cigarette, mais de votre manière de gérer votre stress. Vous allez apprendre à gérer votre stress autrement qu'en mangeant du gras et du sucre et vous ne prendrez pas de poids à l'arrêt du tabac.

- *« La pilule rose pour arrêter de fumer n'existe pas »* : faux, vous êtes l'antidote du tabac, sans aucun doute. Pas besoin de chercher autour de vous, des plantes, des médicaments, des techniques médicales ou alternatives, vous êtes le remède.

- *« Arrêter de fumer coûte cher »* : vous dépensez 5 ou 10€ par jour pour fumer. Votre vie a un prix inestimable. Quand on perd la vie, tout s'arrête. Le seul moyen de protéger ce bien précieux : arrêter de fumer aujourd'hui. Quand on pense à tout ça, on se rend facilement compte que le prix d'un livre pour vous aider est dérisoire par rapport aux sommes que vous dépensez pour les cigarettes.

- « *Arrêter de fumer est une contrainte* » : le cerveau humain n'aime pas faire d'effort. Il faut dire à votre cerveau que c'est un choix bien réfléchi que d'arrêter. Il n'y a aucun doute sur le bien-fondé de votre décision.

- « *La cigarette m'apaise, me détend* » : c'est faux. La dépendance à la nicotine rend les gens plus anxieux et dépressif. Vous apaisez votre dépendance en fumant, vous ne réduisez en aucun cas votre stress ou votre anxiété. Vous ne revenez même pas à la normale en fumant. Vous aggravez votre état de stress. C'est scientifiquement prouvé, le fumeur est plus stressé que le non-fumeur.

- « *Ça me fait vraiment du bien* » : il n'y aucune bonne raison de fumer. Il n'existe aucun message positif sur le tabac. Ça vous détruit la santé, c'est la seule chose qui est prouvée.
Le tabac n'est pas un ami ni une aide : le tabac creuse votre tombe et vous aide à mourir plus vite, plus triste. Le tabac ne peut pas être le plaisir absolu « divin ». Vous ne conseillez ça à aucune personne que vous aimez. La nicotine réduit le taux de sérotonine (hormone du plaisir) et a donc plus tendance à déprimer les gens, à les rendre anxieux que le contraire. L'exposition chronique à la mort augmente le risque suicidaire chez les fumeurs.

- « *Je suis immortel, les maladies du tabac aux autres mais pas à moi* » : arrêtez de rêver et vite, redevenez responsable de votre santé. Vous ne donnez pas de cigarette à un enfant ou un adolescent, faîtes la même chose avec vous. Vous savez que c'est l'enfer de fumer. Arrêtez.

- « *En fumant, je suis libre* » : faux, vous êtes drogués. Toutes les situations où l'on vous empêche de fumer (restaurant, chez un ami, avion, train, etc.) sont sources de stress. La cigarette vous contrôle, vous n'êtes pas libre du tout. Vous êtes soumis à la cigarette, et absolument pas maître de la situation. Vous devez arrêter le bourreau qui détruit votre corps. Libérez-vous définitivement de cette souffrance.

- « *J'ai peur d'être en manque* » : personne n'a jamais été hospitalisé pour arrêter la cigarette. Lorsque vous prenez un avion pour un long vol, tout le monde arrête de fumer plusieurs heures sans aucune difficulté.

- « *Je suis lié à vie au tabac* » : vous oubliez avec le temps le danger du tabac. Souvenez-vous de la première cigarette : ce n'est pas un bon souvenir du tout, n'est-ce pas ? Faites tomber le tabac du piédestal ! Révoltez-vous définitivement ! Vous n'êtes pas en couple avec le tabac, il vous domine et vous détruit tranquillement. Sonnez la révolte maintenant.

- *« Je sais pourquoi je continue de fumer »* : la seule chose qui vous pousse à rallumer une cigarette, c'est que vous êtes dépendant, donc malade. La dépendance physique et psychique est importante dans la cigarette mais en aucun cas quelque chose d'insurmontable pour vous. Le corps humain fonctionne mieux sans tabac.
Le fumeur oublie son corps, son lien avec sa santé. Il oublie aveuglément le danger : reprenez le contrôle de votre corps. Le tabac c'est 100% de souffrance pour votre corps. Vous ne buvez pas d'eau de javel ni de produit pour déboucher les canalisations, vous savez que c'est dangereux. Pour le tabac, c'est exactement la même chose, c'est toxique pour vous.

- « *La cigarette est le couteau suisse de ma vie* » : beaucoup de fumeurs pensent que la cigarette sert à tout (plaisir, gestion de la solitude, détente, convivialité, amélioration du transit intestinal, etc.). Désolé de vous l'apprendre, la cigarette est la plus grande arnaque de tous les temps. Si la cigarette avait des bienfaits sur le psychisme de l'être humain, on les utiliserait pour soigner les gens. Que pense-t-on du remède miracle qui fait tout à votre place : c'est une arnaque et absolument rien d'autre. Le tabac ne sert à rien, et embrouille juste votre esprit. La seule chose qui peut faire tout ça (détente, plaisir, gestion de la solitude, du stress, etc.) c'est vous et vos hormones naturelles.

- « *Je fume, c'est mon problème !* » :
Oui et non ! Oui c'est la santé du fumeur mais c'est aussi un problème pour la société.
Le tabac a un impact énorme sur l'économie d'un pays.
C'est pourtant un mauvais calcul de la part des états : le tabac coûtent beaucoup plus cher à la société que ce que les taxes de la vente des cigarettes rapportent aux pays. C'est une fausse croyance qu'on a tous ! L'état n'est pas plus riche en laissant les gens fumer. Au Québec par exemple, c'est une hospitalisation sur trois : c'est colossal !
Vous ne pouvez même pas vous dire que vous enrichissez votre pays en fumant, c'est faux !
Un fumeur sera plus malade, travaillera moins intensément, et moins longtemps (retraite plus précoce) qu'un non-fumeur. Cela affecte l'économie. Tout cela est prouvé scientifiquement dans de nombreux pays.
Au sein de l'entreprise, le fumeur a aussi un coût important : il est moins productif que les non-fumeurs, plus souvent en arrêt de travail. L'aménagement de zone « fumeur » a un coût pour l'entreprise.

Cette méthode permet de vous faire comprendre que la cigarette est un piège. Il faut en sortir brutalement comme on sort d'une noyade.
C'est le but de votre lecture : avoir le sursaut de vie !
Le tabac n'est donc pas un petit plaisir qui soulage le moment présent. Vous êtes atteint d'une maladie chronique dont vous êtes le traitement, l'antidote.
Le fumeur donne l'impression de ne plus avoir de sens critique : « je sais que ça tue, mais je continue ».

Le fumeur donne aussi l'impression d'aller droit dans le mur. C'est exactement ce qu'il fait.
Cette méthode vous ouvre les yeux sur plusieurs points essentiels :

- On peut s'aider « soi-même » à vivre mieux, à être en meilleur santé (plutôt que de se détruire la santé) : en arrêtant de fumer, en faisant du sport, en mangeant équilibré, etc.
- On peut valoriser son état de bonne santé et rire plutôt que de se punir ou détruire sa santé en fumant. Posez votre attention sur la vie, vos passions, l'amour (des personnes autour de vous), les bons plats, etc.
- On peut gérer son stress (plutôt que de fumer et d'aggraver son stress) : par la méditation, le yoga, les techniques de respiration, le sport, etc.

Concernant la main qui n'a plus de cigarette : le fumeur dit souvent « Je fais quoi de ma main sans cigarette ?» ou « Comment je m'occupe ? »
Que fait un enfant sans cigarette à votre avis ? Réfléchissez un instant. Il est heureux (sans ça) tout simplement. Que font les non-fumeurs de leur main ? Ils sont heureux sans ça tout simplement.
Que ferez-vous sans ça ? vous allez être heureux sans ça tout simplement.
Les non-fumeurs vivent normalement. Vous ne vivez plus normalement.
Le tabac fait de vous une femme battue, ça vous fait du mal, mais vous continuez. Dites stop à ça immédiatement. Vous ne pouvez plus accepter ça. Arrêtez d'être le complice du tyran.

Régulièrement, je vois des patients fumeurs, qui finissent avec des « ressorts » (ou stents) dans les artères du cœur ou encore paralysés ou amputés d'une jambe ou d'un pied. Certains continuent de fumer même avec des problèmes de santé graves. Le cerveau du fumeur est en quelque sorte schizophrène et présente un discours ambivalent : l'esprit du fumeur dit « c'est bon », son corps malade dit « c'est l'enfer, c'est la mutilation ».
Aimez-vous votre corps ?
A qui appartient votre corps ? Il n'appartient ni à vos enfants, ni à votre conjoint, et encore moins au médecin.
Certains fumeurs disent aussi qu'on ne leur avait pas dit que ça pouvait être grave de fumer : un peu comme si le cerveau du fumeur n'intégrait pas les informations, les signaux de danger. C'est marqué sur le paquet maintenant.
Passez votre corps au scanner : regardez un à un tous les organes de votre corps : vos cheveux, vos dents, votre peau, votre souffle, vos mains, vos ongles, etc.
Comment pourrait être cet organe si j'étais non-fumeur ?
Le tabac ne fait du bien à aucun organe.

Vous êtes en train de récupérer votre corps. Vous l'aimez et vous allez vous protéger.
L'antidote est en vous.
L'état ne vous facilite pas la tâche en mettant en vente des cigarettes partout. Il est capable de confiner un pays et de bloquer l'économie de tout un pays pour le virus de la Covid-19 mais pour sauver 75000 morts par an du tabac, il ne fait rien. Vous avez subi l'influence sociale et commerciale du tabac. Notre esprit est curieux et est intéressé par les nouvelles choses comme le tabac et beaucoup de personnes tombent dans ce piège infernal !
Rassurez-vous pour le traitement, vous n'avez besoin de personne en dehors de vous !
Vous êtes le seul à savoir quand vous allez arrêter de fumer.

Vous contrôlez avec certitude votre avenir avec ou sans tabac.
Imaginez le bonheur infini lorsque votre corps va résoudre le problème définitivement !
Tentez cette expérience nouvelle sans tabac. Votre esprit va faire preuve de créativité pour faire face à cette situation excitante.
Votre ressource pour arrêter de fumer est instinctive : vous la connaissez bien, c'est votre réflexe de survie. C'est ce qui vous fait bondir pour éviter une voiture, retirer la main du feu, remonter à la surface dans l'eau. C'est exactement la même chose avec la cigarette.

La méthode marche-t-elle à 100% ?
Si vous n'êtes pas impliqué vous n'avez aucune chance.
Si vous êtes sincère avec vous-même, avec votre corps et votre santé, c'est 100% de réussite.
Aucun être humain n'a besoin du tabac pour vivre normalement.
Cela fait trop d'années que vous vous trouvez des excuses.
Qui contrôle votre vie : la cigarette ou vous ?
Qui est responsable de votre santé : la cigarette ou vous ?

Utilisez chaque instant de votre vie pour en faire quelque chose d'agréable pour vous.
Le tabac est une gestion anti-vie de votre existence. C'est se détruire à chaque bouffée de cigarette.
Vous allez progressivement trouver des réponses à vos émotions sans cigarette : la joie, la peur, la colère, la tristesse, le dégoût, la surprise.
Faites l'expérimentation de la vie sans tabac (à nouveau).
En discutant avec les fumeurs qui ne sont pas du tout prêts à arrêter de fumer, on entend souvent une multitude de pensées automatiques : « trop dur », « pas assez de volonté », « j'ai peur », etc.

Nous en avons parlé plus haut de toutes les croyances erronées qu'a le fumeur. Ce sont nos pensées automatiques ou « de robot ».
Vous devez transformer vos pensées « de robot » en pensées humaines ou pensées « solutions ». Vous êtes bien plus malin que la machine intérieure qui vous répète ces pensées fausses. Redevenez humain.

Après avoir identifié les croyances, vous pouvez une à une reconstituer les « boucles » :

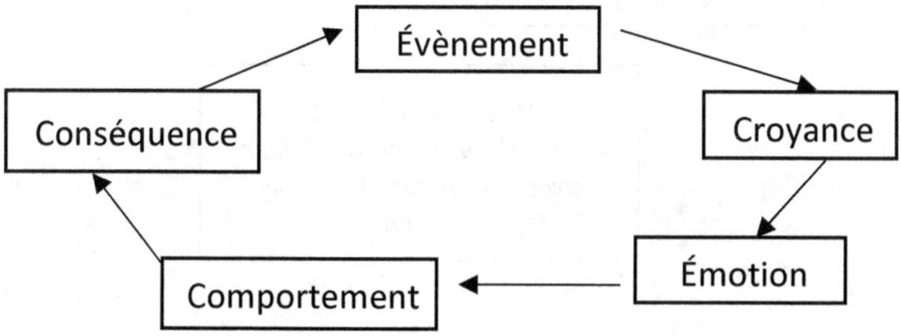

Exemple :

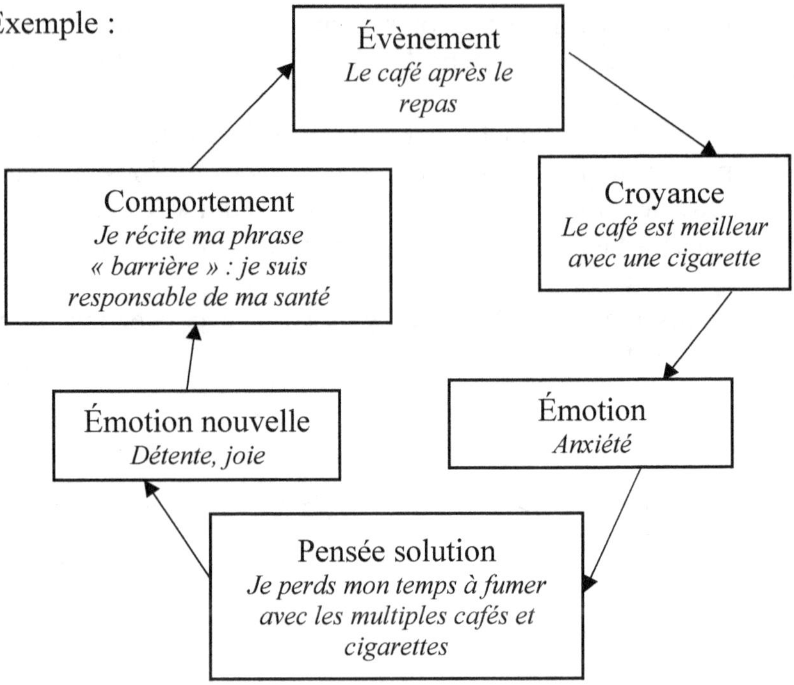

Évènement
Le café après le repas
Croyance
Le café est meilleur avec une cigarette
Émotion
Anxiété
Pensée solution
Je perds mon temps à fumer avec les multiples cafés et cigarettes
Émotion nouvelle
Détente, joie
Comportement
Je récite ma phrase « barrière » : je suis responsable de ma santé

Autre exemple :

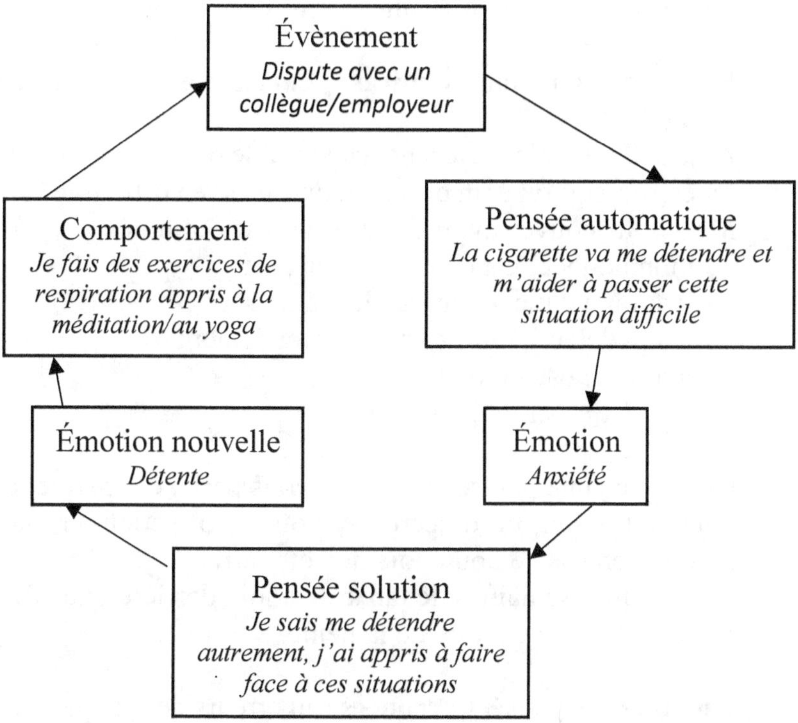

En s'entraînant sur toutes les croyances, il est très facile de faire face à toutes les situations.
En quelques semaines, vous développez un cercle vertueux et le tabac n'a plus aucune prise sur vous.
Il est plus facile de s'arrêter de fumer que de commencer. Ça paraît fou mais c'est vrai. 99% des fumeurs cherchent la réponse ailleurs qu'en eux et sont donc incapables d'arrêter sans se faire mal et échouent. On ne fait pas boire un âne qui n'a pas soif. Les exercices que nous faisons, vous détachent définitivement du tabac. Vous avez pris conscience du lien malsain qui vous unit avec le tabac.

En plus d'être capable d'arrêter de fumer, vous allez le faire seul et sans aucune difficulté. Vous êtes nés sans ça.

Fabriquez-vous une **« phrase barrière » ou « phrase refuge »** :
A titre d'exemple : « je suis responsable de ma santé », à se répéter lorsqu'on a un doute ou qu'on est en difficulté.
Mais vous pouvez avoir d'autres phrases comme :
- « mon bonheur est dans l'air pur »
- « le tyran ne me touchera plus jamais »
- « je me détends en respirant profondément »
- « ma santé est à moi »
- « stop à l'enfer, oui à la vie »

Etc.
Choisissez une phrase courte qui vous parle, qui permet de vous rebooster et d'accroître votre motivation en une seconde en cas de doute lors de votre arrêt.
En quelques semaines, le tabac sera loin derrière vous. Les fumeurs vont vous faire de la peine.

Changer les pensées erronées (ou erreurs de logiques) :
Le fumeur continue de fumer alors qu'il sait que c'est mauvais pour sa santé, qu'il se stresse encore plus, qu'il se rend malade. Ce n'est pas logique du tout.
Les informations venant de l'extérieur sont souvent mal intégrées par le fumeur :
-le fumeur minimise parfois les choses : « une cigarette, ce n'est pas si grave ».
Pourtant il existe aussi des problèmes sur la santé à court terme, et à long terme.
Aucun argument positif sur la santé n'est acceptable pour le tabac.
-parfois aussi, le fumeur maximalise les choses : « c'est un drame, j'ai refumé une cigarette » …

Vous avez arrêté de fumer, c'est la chose la plus extraordinaire que vous pouvez faire sur votre santé actuellement. Il y a une rechute. Vous allez mettre en place des mesures pour éviter ça la prochaine fois : utilisation répétée de la « phrase refuge » et du plan anti-rechute, intégration de nouvelles habitudes…
Le fumeur peut aussi manquer de nuances avec des réactions de tout ou rien, sans aucune nuance.
Il peut aussi généraliser à l'excès : « je suis un bon à rien, j'ai repris la cigarette ».
Vous avez fait ce que 99% des fumeurs ne parviennent pas à faire : « arrêter de fumer ». Vous avez oublié de revenir à votre « pourquoi » juste avant de refumer. En l'identifiant mieux et en le verbalisant, cela n'arrivera plus.
Toutes ces distorsions de l'esprit peuvent se modifier facilement, sans aucune souffrance. A chaque fois qu'un problème est résolu, cela est une grande satisfaction, et vous serez plus heureux et moins stressé.
Les incertitudes vont devenir des certitudes. La peur va devenir de la confiance et le tabac qu'une vieille histoire pour personne malade qui ne vous concerne définitivement plus.

En cas de grande difficulté s'il y en a : activer votre « phrase refuge » ou « phrase barrière » et si cela ne suffit pas, passer au plan anti-rechute (abordé au dernier chapitre).
Si vous n'êtes pas loin de succomber, on revient au dernier moment de résistance et au pourquoi, à l'objectif.
Si on n'a pas réfléchi une seconde au « pourquoi ? », on se rend compte qu'à la première fragilité, vous refumerez car vous ne savez pas pourquoi vous avez arrêté.
Pour toute chose dans votre vie : posez-vous les questions avant d'abandonner :
-suis-je loin de la réussite, de mon objectif ?

-pourquoi ai-je décidé d'arrêter de fumer ?
On est bien souvent à quelques centimètres du but. Si on reste bien focus sur le « pourquoi » de l'arrêt du tabac, on balaie ce moment de faiblesse normale sans rechuter.
La persévérance est une des qualités nécessaires pour réussir dans tous les domaines. Si l'objectif (ou le pourquoi) est fort, on continue d'avancer vers lui sans aucune volonté, sans douleur.
Un « pourquoi » fort, c'est un peu comme une pompe à endorphines, à plaisir. C'est en vous, c'est votre médicament naturel.

Chapitre 6
STOP AUX MAUVAISES HABITUDES. ADOPTER L'ATTITUDE SANTÉ POSITIVE

1.1 -Partie 1 : Changer en prenant du plaisir

Arrêter de fumer c'est finalement se poser la bonne question : « pourquoi je fais ça ? »
Puis dans un second temps vient un certain nombre de changement d'habitudes. Rien de plus stimulant pour un cerveau que de changer ses habitudes, surtout quand il est à l'origine de la démarche. Essayez, vous verrez vous ne pourrez plus faire autrement.

Changer les habitudes :
Tous les gestes de la vie quotidienne vont se faire sans tabac. Cela est loin de vos habitudes actuelles puisque votre quotidien est accompagné de cigarettes (café du matin, pause à 10h, repas du midi, pause, etc.)
On l'a vu au chapitre précédent : si on pense autrement, si on change ses croyances, on agit au final autrement, sans aucune difficulté.
Vous allez découvrir une multitude de comportements alternatifs. Vous fumiez avant plusieurs heures par jour. Vous allez avoir plus de temps pour mener à bien d'autres projets positifs.
En quelques jours, les associations « pensée-émotion-réaction/comportement » vont se modifier vers des choses positives. Vous allez couper les automatismes et les remplacer par d'autres qui vous procurent un réel plaisir et vous font du bien à la santé. Pour rappel, le tabac n'apporte pas de plaisir, mais apaise une dépendance et vous détruit, déprime et angoisse de plus en plus.
En identifiant les pensées et les émotions qui peuvent vous mettre en difficulté, vous allez développer des nouveaux comportements sains et plus adaptés à votre vie.
Ça parait simple mais beaucoup de gens préfèrent lors d'un état de stress, boire de l'alcool, fumer des cigarettes, et

regarder la télévision plutôt que respirer profondément, faire une séance de sport, et écouter une musique pour se détendre.
On peut « gamifier » les comportements : mettre du jeu dans nos actions. C'est le principe des applications sur les smartphones, ça permet d'apporter du jeu, du collectif, de l'échange, de l'entraide pour favoriser l'adhésion à un thème : arrêt du tabac, sport, alimentation, etc.
Jour après jour, on défait nos attaches au tabac : d'abord nos idées sur la cigarette évoluent. On constate que le tabac est un enfer, un piège. Ensuite on s'en sépare puis nos habitudes changent l'une après l'autre.

On peut par exemple identifier toutes les situations à haut risque et préparer un plan d'action.
Exemple de situation à haut risque pour le fumeur :
-café du matin
-pause à 10h au travail
-fin du repas
-dispute au travail/conjoint
-stress/surmenage
-épuisement
-deuil
-apéritif avec des amis/soirées
Etc.
Face à toutes ces situations, le fumeur a des séquences « émotions-comportements » qui lui sont propres. Vous allez trouver des alternatives. Elles sont nombreuses, bien plus positives pour votre vie que votre comportement de fumeur.
Soyez tranquille, le non-fumeur est très heureux avec son café le matin, à la pause de 10h, apprécie un bon repas, fait face au stress facilement juste en respirant profondément… etc.

Dans de nombreuses méthodes (lecture, auto-hypnose, thérapies cognitivo-comportementales…), on utilise votre imagination pour trouver des ressources et des nouveaux comportements.
On vous met dans une situation confortable, de détente, on vous expose à la situation à risque mentalement et vous cherchez des alternatives possibles.
Vous le faites sans le savoir depuis le début de la lecture.
Les comportements alternatifs sont infinis : placez votre énergie dans d'autres choses, si possible non toxiques et constructives. Par exemple, on peut avoir comme comportement alternatif : l'écoute d'une musique, la pratique de respiration profonde, la lecture, la relaxation ou la méditation, le sport, la pratique d'une activité créative, etc.

On retrouve souvent, derrière les addictions (alcool, tabac, etc…) une anxiété de type sociale, un manque de confiance en soi.
Avec la vie sans tabac, vous allez mieux gérer votre temps, être plus habile dans votre vie, en meilleure santé, et découvrir de nouvelles activités. Tout cela vous permettra de renforcer votre affirmation de vous-même.

- activer les hormones :
Il faut environ 3 semaines pour « endorphiniser » les nouvelles habitudes, autrement dit pour qu'elles soient sources de plaisir.
Par exemple si on veut rendre agréable une nouvelle habitude pour remplacer le « café-cigarette » toxique par le café seul ou le thé vert. Comment faire ?
Le matin, préparez-vous un thé vert (même si vous n'aimez pas) ou un café. Servez-vous ce café, de qualité, avec une belle tasse, mettez une musique que vous adorez, placez une peinture ou une photo qui vous renvoie une émotion

positive (vacances avec des amis, famille), tout ça dans un fauteuil très confortable avec une couverture douillette. Répétez ça pendant 3 semaines, vous verrez, vous aimerez le thé vert. C'est la répétition de ce rituel, de ces gestes, qui apaise l'esprit et vous fait fabriquer des endorphines (hormone du plaisir).
Une fois ce délai écoulé, votre cerveau vous demandera de recommencer.
Vous êtes en train de comprendre que ce n'est pas la cigarette qui donne du plaisir et que vous avez été victime d'une arnaque colossale depuis des années...
Il n'est pas trop tard, réagissez.
Vous savez comment ça fonctionne, alors utilisez votre corps pour vous donner du plaisir.
Aucun laboratoire au monde va vous expliquer comment ça fonctionne puisque le médicament c'est vous et qu'il n'y a aucun profit à faire pour eux !
Certaines personnes n'intègrent pas les informations à la première lecture. Il faut relire la méthode pour se remobiliser mentalement. Lorsque vous êtes prêt, le besoin d'en finir avec la cigarette devient une urgence, votre priorité.
N'hésitez pas à noter sur le livre ou une page volante, les phrases qui vous motivent le plus.
Lorsque le détachement avec la cigarette est fait, vous n'avez pas besoin de volonté. L'arrêt de la cigarette vous procure même du plaisir et vous savez maintenant comment fabriquer du plaisir avec les nouvelles habitudes.
La démarche d'arrêter la cigarette doit devenir un plaisir, un « kif » absolu !
C'est la seule méthode pour aller à l'objectif sans se faire mal : prendre du plaisir.
Vous êtes maintenant invincible pour arrêter avec succès la cigarette.
Le bonheur de guérir procure un plaisir infini, inépuisable.

Lorsque vous êtes non-fumeur, vous devenez sans le savoir, un modèle pour les fumeurs malades. Vous influencez les autres inconsciemment, en leur racontant votre expérience tout comme un livre peut vous aider.
Bienvenu dans la vie du non-fumeur.

1.2 -Partie 2 : Attitude santé positive

Maintenant que vous êtes non-fumeur et que vous adoptez une vie sans tabac. Vous avez pris conscience que votre santé dépend de ce que vous en faites.
Notre quotidien peut soit nous préserver et nous rendre en forme soit nous détruire suivant nos habitudes de vie.
Quelques habitudes peuvent changer votre santé et votre vie. Sans rentrer dans les détails, je vais vous proposer quelques astuces très efficaces et qui ne coûtent pas un euro pour avoir une santé d'exception.

Astuce n°1 : arrêter de fumer
C'est fait, vous pouvez passer à l'astuce N°2.
Si ce n'est pas fait, relisez la méthode depuis le début.

Astuce n°2 : Arrêtez les 2 autres grands poisons : la télévision et l'alcool
La télévision tue[14]. Tous les experts le disent : évitez au maximum la télévision aux enfants de moins de 6ans. Nous abaissons le QI des enfants en les plaçant devant la télévision.

---

[14] M. Desmurget, TV lobotomie: la vérité scientifique sur les effets de la télévision, Maxo Milo Éditions , 2011

C'est aussi une chose terriblement chronophage car nous passons 11ans de notre vie devant la télévision. Et les gens se plaignent de manquer de temps pour des projets…
Les programmes sont des énormes pourvoyeurs de stress (les informations par exemple). Personne ne vous oblige à allumer la télévision.
L'alcool est trop souvent utilisé pour se détendre au quotidien ou pour lutter contre des phobies sociales. Nous n'avons pas besoin d'alcool pour vivre. L'eau suffit largement.

Astuce n°3 : L'alimentation positive

L'alimentation est devenue un problème de santé : dans les pays riches comme les nôtres (France, Canada, Suisse, Belgique…) les personnes consomment trop et consomment mal.
Je vois toute la journée des personnes en surpoids ou atteintes d'obésité, avec des foies gras (stéatose hépatique) un peu comme quand on gave les oies.
Beaucoup de personnes s'alimentent trop vite et pour calmer leur angoisse. L'alimentation est bien souvent excessive, mal choisie et détournée de son but premier : se nourrir.
Ça paraît incroyable mais je vois régulièrement des enfants qui n'aiment pas les légumes et l'eau en consultation, et on me répond qu'il préfère les pâtes et le sirop sucré. Pensez-vous une seconde que cela soit réellement une intolérance à l'eau et aux légumes ? si vous orientez l'enfant vers les mauvais aliments, il fonce dedans. Arrêtez les pâtes et le sirop définitivement. Les premiers jours, il va râler, puis finira par manger des légumes et boire de l'eau. Vos enfants mangeront mieux et vous ferez des économies. L'eau reste la meilleure boisson pour la santé et la moins chère du marché.

Astuce n°4 : Respectez la pause
Le sommeil c'est 30% de notre vie. C'est un des piliers[15] de la bonne santé. Il existe un lien direct entre la durée des nuits et l'apparition de certaines maladies (cancer, obésité, diabète).
Il faut respecter la pause que demande l'organisme la nuit et ne pas la décaler. Les travailleurs de nuits vivent moins longtemps et sont plus malades que les autres. C'est prouvé scientifiquement. Si vous pouvez faire autrement, travaillez en journée. Vous gagnez peut-être plus en travaillant la nuit, mais vous mourrez plus vite.
La solution aux insomnies[16] ne se trouve évidemment pas dans les somnifères mais dans votre mode de vie (travail de jour, pratique d'un sport, arrêt du café, du tabac et de l'alcool…).

Astuce n°5 : Domptez le stress
Le stress est partout. C'est une réaction « animale » qui existe à l'origine pour nous permettre de survivre lors d'une attaque.
Chacun y est soumis plus ou moins intensément et sensible à sa manière. Il existe des moyens en nous pour neutraliser ce stress naturellement, sans prendre de médicament (routine anti-stress, exercice de respiration, méditation, activité physique quotidienne, sport, etc.)
L'activité physique est l'anti-stress naturel par excellence et c'est gratuit. Le manque de temps est souvent mis en avant comme frein à cette pratique. N'oublions pas que nous passons environ 3h30 par jour sur notre smartphone. Nous avons le temps. Tout dépend de nous et de nos priorités.

---

[15] Dr C. De Jaeger, Longue Vie, Éditions Telemaque, 2015
[16] Dr P. Lemoine, Dormir sans médicaments, Éditions Robert Laffont, 2015

Astuce n°6 : Construisez votre bonheur

Trop de personnes subissent leur vie, leur existence et attendent que les politiciens améliorent leur vie. C'est un choix, mais je crois sincèrement que vous pourrez attendre longtemps. Votre action sera plus efficace sur votre bonheur.

Quelques idées si vous en avez besoin :

-donner du sens à sa vie : votre travail a-t-il du sens pour vous ? la vie que vous menez vous apporte-t-elle de la satisfaction ?

Trop d'étudiants choisissent leur voie à 18ans (ou avant) en fonction de leur affinité avec une matière scolaire et on se plaint qu'après les gens ne soient pas épanouis. On ne se pose pas les bonnes questions et on ne nous apprend pas à nous les poser.

-innover, essayer des choses : le bonheur est souvent au rendez-vous ;

-avoir des projets personnels : élaborez des objectifs positifs et constructifs que vous avez imaginés ;

-être dans le présent : se contenter, utiliser ses sens, méditer…parfois on découvre que tout est là devant nous.

Astuce n°7 : Le mouvement

Le mouvement englobe deux choses essentielles pour être en bonne santé : l'action et l'activité physique.

-L'action : si on ne fait rien pour soi, il ne se passera rien. Le meilleur moyen pour être en bonne santé, c'est d'agir pour cela.

Si vous n'êtes plus sportif à 30ans, pensez-vous que vous allez courir à 50ans ?

Si vous êtes en surpoids à 25ans et essoufflé, pensez-vous qu'à 50ans vous allez redoubler d'énergie ?

Etc.

Le meilleur médicament c'est évidemment vous !

Être en mouvement : l'activité physique et mentale est essentielle. Je pense que la retraite n'est absolument pas une bonne chose pour l'organisme et la santé. Mettre le cerveau et le corps en pause totale à un instant T est très néfaste.

-L'activité physique : nous sommes génétiquement programmés pour marcher, faire de l'activité physique. L'activité physique est le meilleur remède antivieillissement qui existe et c'est un anti-stress naturel. Aucune raison de s'en passer, et les activités physiques sont innombrables : il y en a bien une ou plusieurs pour vous (marche, sport, yoga, arts martiaux, danse, etc.). Cherchez bien, vous trouverez.

Chapitre 7
PLAN D'ACTION, LES POINTS CLÉS

1.3 -Partie 1 : le « starter » ou point de bascule

Quand on pense à quelque chose, on l'imagine puis à un moment on se dit : « Ça y est ! J'y vais ! C'est maintenant ! ».
On appelle cela le déclic, la zone « gâchette », le point de bascule ou le starter.
C'est là que tout bascule, c'est la première seconde du changement et de l'arrêt de la cigarette.
C'est le moment le plus important, c'est l'accomplissement de votre choix : vous décidez de changer, de vivre cette expérience, d'arrêter de fumer.
Vous décidez que la vie sans tabac et en bonne santé devient votre priorité absolue. Vous avez mis de côté toutes les fausses excuses qui vous parasitent l'esprit depuis des mois, des années et vous vous lancez enfin !
Si vous décidez de vivre ce moment, vous n'aurez aucune difficulté à arrêter la cigarette. Vous êtes l'initiateur du mouvement, vous n'êtes pas dans la frustration, dans l'interdiction de faire quelque chose. Ce que vous vous proposez est incroyable pour votre santé et votre vie.
Nous avons 2 choix possibles face à la cigarette :
- Soit vous subissez l'enfer de la cigarette, et faites ce choix conscient de volontaire destruction, de soumission au danger ;
- Soit vous agissez pour avoir une santé d'exception, et faites ce choix de ne plus dépendre de qui que ce soit. Offrez-vous cette surprise.

1.4 -Partie 2 : auto-hypnose

Les mots ont un pouvoir immense sur l'esprit. Ils permettent de nous convaincre, de changer nos croyances et idées pour décider d'arrêter enfin de fumer. L'effet des mots peut donc être immense sur la santé.
La lecture, l'auto-hypnose permettent d'obtenir des résultats redoutables sur l'arrêt du tabac, sans aucune prise médicamenteuse.
Quand on lit, on se concentre sur un sujet. Le projet imaginé (le sevrage, l'arrêt du tabac) devient réel dans notre esprit. Rien de tel pour accomplir un objectif que de l'imaginer et de le voir réellement. C'est sûrement la meilleure source de motivation.

Exemple d'exercice d'auto-hypnose :
« Fermez les yeux...

Imaginez un agriculteur qui utilise des machines pour réaliser des cultures intensives pour nourrir sa famille. Il est fier de son exploitation qu'il transmettra à ses enfants. Cet agriculteur réfléchit à l'avenir de son exploitation et pense que ses enfants feront le même métier de la même manière, avec des machines de plus en plus performantes capables de produire autant voire plus que les siennes. Mais la fille de l'agriculteur, qui reprend son immense exploitation, va vendre les grosses machines, changer de méthodes de culture, pour y faire radicalement autre chose, une culture plus raisonnée, de qualité, plus respectueuse des sols, etc. Rien n'est inéluctable, rien n'est écrit d'avance. Je suis certain que votre esprit, votre inconscient, qui a acquis toute cette expérience, ce savoir, peut tout modifier. Vous pouvez tout changer là, maintenant. Vous avez pris la décision d'arrêter de fumer et de changer vos routines bien fixées en vous. Vous êtes capable de tout réaliser. Vous avez la volonté, vous avez le courage et la bravoure, vous en avez une immense envie. Imaginez quelques secondes, ce que sera votre nouvelle vie, sans la cigarette, aujourd'hui. Vous arrêtez de fumer.

Imaginez. Imaginez l'air frais remplir vos poumons, sentez l'air passer dans vos narines, votre bouche, lentement. Percevez les odeurs des fleurs, des pins, de l'herbe, de la menthe, du bois... Vous sentez dès maintenant cette énergie vitale que vous apporte l'air frais, pur et naturel. Ce geste simple, la respiration des odeurs douces et parfumées vous procure un plaisir immense. Sentez ce filet d'air, rempli d'oxygène pur, source de vie pour chaque partie de votre corps. Vous êtes en pleine santé, rempli d'élan vital. Votre corps est ressourcé, guéri et sain.

Imaginez encore un instant cette nature, cet air frais de montagne, les senteurs du bois, de la forêt. Vous êtes libre, léger comme un nuage. »

L'auto-hypnose permet de vous guider, et d'éviter le « moulin des pensées ».

1.5 -Partie 3 : « SOS motivation »

On utilise beaucoup cet outil surtout au début de l'arrêt du tabac. Dans un second temps, cela devient automatique, et fera partie de votre mode de vie.

-Écrivez ici votre **« phrase refuge » ou « phrase barrière » :**
On en a parlé avant.
Ne prenez pas ça à la légère, c'est votre bouclier, votre assurance vie de non-fumeur.
Cette phrase doit balayer tout doute sur la reprise du tabac en une seconde.
Exemple :
« Je suis responsable de ma santé »
Trouvez celle qui vous convient, elle doit être courte, efficace. La phrase doit utiliser des mots simples et être facile à retenir.
C'est la recharge rapide en motivation.
C'est l'effet idéo-moteur : l'idée influence l'action. C'est prouvé, ça fonctionne très bien.

-**Plan anti-rechute** :
C'est la deuxième ligne de défense en cas de danger. La première ligne est la « phrase refuge ».
En cas de grande difficulté, passez au plan anti-rechute.
Si vous n'êtes pas loin de l'idée de refumer, on revient au démarrage de la révolte, au « pourquoi », à l'objectif.
Pourquoi avez-vous décidé d'arrêter de fumer ?
Un exemple de réponse car elle ne peut être que personnelle : « je prends le contrôle de ma santé »
Ou « je suis libre, je choisis la vie »
Etc.

Le « pourquoi » ne doit laisser de la place à aucun doute sur votre décision. C'est l'antidote.
Cette phrase doit vous permettre d'affirmer ce que vous voulez créer.
Si à ce stade votre « pourquoi » n'est pas clair dans votre esprit, relisez la méthode depuis le début.
Toutes ces techniques sont des moyens redoutables pour ancrer l'objectif dans votre esprit. Cela fonctionne très bien. La répétition de ces messages rend familier la réussite du sevrage, et apaise votre esprit. L'habitude est apaisante pour le cerveau. Ancrez-vous sur la réussite, la vie sans cigarette. C'est une sorte de programmation mentale volontaire pour aller dans le bon sens. Cela permet de se rappeler rapidement ses forces, ses ressources, c'est inépuisable. Ça vous booste en une seconde. Il y a un lien permanent entre ce qu'on se dit, ce qu'on ressent, et ce qu'on fait.
Pourquoi s'en passer ? C'est d'une simplicité déconcertante et d'une efficacité redoutable.

-Flash anti-stress :
Il faut avoir un petit exercice rapide à mettre en place n'importe où, n'importe quand en cas de situation difficile. Un footing de 45 minutes va vous faire du bien, mais vous ne pouvez pas en pratique le déclencher lorsque vous êtes par exemple au bureau et en costume après une dispute avec le patron.
Il faut quelque chose de facile à faire et qui fonctionne à 100%.
Exemple : 5 respirations profondes.
Fermez les yeux, inspirez lentement par le nez en gonflant le ventre, puis expirez très lentement par la bouche. Recommencez 5 fois. En 5 cycles de respiration (inspiration puis expiration), désamorcez 99% des situations de stress.

Autre exemple : vous pouvez faire des séries de pompes, ou ce que vous voulez, mais la technique doit vous détendre vite et occuper votre attention quelques minutes.

1.6 -Partie 4 : apprendre à se détendre autrement qu'en fumant

Le fumeur est persuadé qu'en fumant, il se détend. Son cerveau le trompe ! Il ne se détend pas, il est juste en train d'apaiser son envie de fumer, mais il ne s'est pas détendu. Le fumeur est d'ailleurs plus souvent stressé et déprimé que les autres non-fumeurs.

Comment faire pour se détendre ?
-arrêter de fumer :
C'est la première chose à faire pour être moins stressé dans la vie.
Le tabac accroît le stress, le risque de dépression, le risque suicidaire, et détruit la santé. C'est prouvé scientifiquement par des milliers d'études.
Si vous arrêtez de fumer, vous êtes moins stressé.
-pratiquer du sport régulièrement (c'est mieux de faire 30minutes 4fois par semaine, que 2heures en une séance sur la semaine). L'activité physique (marche, jardinage…) est l'anti-stress naturel par excellence, tout comme le sport.
-pratiquer des techniques respiratoires : méditation, exercices respiratoires, yoga, etc.
-pratiquer une activité créative (création, dessin, peinture…)
-faire un jeu
-chanter
-imaginer, créer, inventer, rêver

1.7 -Partie 5 : les autres méthodes

Les **traitements de substitution nicotinique** (TNS) sont les traitements médicamenteux actuellement recommandées en France et un peu partout ailleurs, par les hautes instances de santé (HAS, AFSSAPS en France, etc.). Les traitements de substitution (patch, gomme à la nicotine) fournissent actuellement une aide, mais les chiffres de réussite sont franchement améliorés lorsque le fumeur reçoit un soutien d'ordre mental (une aide psychologique ou médicale).

Les traitements de substitution ont un intérêt mais n'assurent pas un sevrage dans 100% des cas loin de là. Ces traitements ne règlent pas du tout le problème dans bien des cas. Vous les avez sûrement expérimentés dans le passé.

Votre corps continue de recevoir de la nicotine mais votre esprit n'est pas préparé du tout à arrêter ce qui explique les rechutes. Il existe des risques de dépendance au patch/ gomme qui ne sont pas nuls. Les TNS ont un intérêt limité.

Autrement dit, si l'action est uniquement extérieure (avec le médicament), cela ne fonctionne pas.

Les TNS sont utiles mais utilisez-vous vous-même, vous êtes le meilleur médicament qui existe.

Il existe aussi des croyances dans le corps médical : certains médecins pensent que les patients fumeurs doivent être aidés, d'autres considèrent le tabagisme comme une liberté individuelle. Une étude a montré qu'un médecin sur deux, ne tente pas d'action concrète sur le tabagisme de leur patient considérant que le patient est libre de faire ce qu'il veut.

Des **médicaments** comme le bupropion ou la varénicline ont aussi prouvé une certaine efficacité : ils apportent une aide au sevrage.
La varénicline a une efficacité légèrement supérieure au bupropion, sans avoir des résultats extraordinaires. La réussite est très faible, encore une fois car le problème de fond n'est pas traité.
Ces 2 traitements présentent des effets indésirables et contre-indications nécessitant évidemment un avis médical avant toute prise.

La **cigarette électronique (ou e-cigarette)** semble aussi avoir des effets prometteurs lorsqu'elle est utilisée seule (sans cigarette) mais son efficacité n'est pas « incroyable » non plus et nous avons encore peu de recul sur les effets secondaires de la e-cigarette.
Les substituts nicotiniques apportent pour le moment de meilleurs résultats pour le sevrage.

Le miracle ne viendra pas de ces trois méthodes.
Cela peut apporter une aide pour vous rapprocher de la décision d'arrêter, mais ces méthodes (patchs / gommes, médicaments ou e-cigarette) n'effectueront pas le travail à votre place.
Ces 3 méthodes ne font pas réfléchir le fumeur sur pourquoi il souhaite arrêter de fumer.
La seule pilule rose magique c'est vous-même !

CONCLUSION

L'arrêt du tabac semble parfois utopique et complexe pour un fumeur.
Après la lecture de ce livre, vous venez de vous rendre compte qu'il est parfaitement possible d'arrêter du jour au lendemain, sans aucune difficulté.
Votre position a radicalement changé par rapport à la cigarette.
Vous avez atteint le point de non-retour car vous avez bien cerné le piège dont vous avez été victime avec la cigarette pendant tous ces mois et années. Vous passez du grand amour à la révolte depuis votre lecture.
C'est aujourd'hui le jour J pour en finir.
Vous êtes maintenant l'expert de votre devenir, de votre vie sans cigarette. Vous ne craignez plus du tout d'arrêter de fumer. Vous avez toujours cru qu'à l'arrêt du tabac, vous alliez perdre quelque chose, vous priver. C'est absolument le contraire, en arrêtant la cigarette vous gagnez tout : le plaisir, la liberté, la vie, la santé, l'argent, le mental du gagnant…
Vous avez appris à arrêter de fumer, sans forcer.
Vous connaissez maintenant la vérité : vous êtes la « pilule miracle » et de loin le meilleur médicament pour lutter contre la cigarette.
Vous savez comment créer des nouvelles habitudes positives pour vous et vos proches. N'attendez plus pour créer du bonheur dans votre vie.
Vous avez le mode d'emploi.
Agissez !

Vous allez maintenant inspirer les fumeurs et peut-être les aider à faire la même chose que vous : vivre définitivement sans cigarette avec une facilité déconcertante.

Célébrez cet instant incroyable pour votre santé !

Structures éditoriales du groupe L'Harmattan

L'Harmattan Italie
Via degli Artisti, 15
10124 Torino
harmattan.italia@gmail.com

L'Harmattan Hongrie
Kossuth l. u. 14-16.
1053 Budapest
harmattan@harmattan.hu

L'Harmattan Sénégal
10 VDN en face Mermoz
BP 45034 Dakar-Fann
senharmattan@gmail.com

L'Harmattan Cameroun
TSINGA/FECAFOOT
BP 11486 Yaoundé
inkoukam@gmail.com

L'Harmattan Burkina Faso
Achille Somé – tengnule@hotmail.fr

L'Harmattan Guinée
Almamya, rue KA 028 OKB Agency
BP 3470 Conakry
harmattanguinee@yahoo.fr

L'Harmattan RDC
185, avenue Nyangwe
Commune de Lingwala – Kinshasa
matangilamusadila@yahoo.fr

L'Harmattan Congo
219, avenue Nelson Mandela
BP 2874 Brazzaville
harmattan.congo@yahoo.fr

L'Harmattan Mali
ACI 2000 - Immeuble Mgr Jean Marie Cisse
Bureau 10
BP 145 Bamako-Mali
mali@harmattan.fr

L'Harmattan Togo
Djidjole – Lomé
Maison Amela
face EPP BATOME
ddamela@aol.com

L'Harmattan Côte d'Ivoire
Résidence Karl – Cité des Arts
Abidjan-Cocody
03 BP 1588 Abidjan
espace_harmattan.ci@hotmail.fr

Nos librairies en France

Librairie internationale
16, rue des Écoles
75005 Paris
librairie.internationale@harmattan.fr
01 40 46 79 11
www.librairieharmattan.com

Librairie des savoirs
21, rue des Écoles
75005 Paris
librairie.sh@harmattan.fr
01 46 34 13 71
www.librairieharmattansh.com

Librairie Le Lucernaire
53, rue Notre-Dame-des-Champs
75006 Paris
librairie@lucernaire.fr
01 42 22 67 13

www.ingramcontent.com/pod-product-compliance
Lightning Source LLC
LaVergne TN
LVHW051410061026
849535LV00009B/3457